Medizin und Ethik

Herausgegeben von
Johannes Bonelli

Johannes Bonelli
Enrique H. Prat (Hrsg.)

Leben – Sterben – Euthanasie?

SpringerWienNewYork

Eine Buchreihe des IMABE-Instituts für medizinische Anthropologie und Bioethik, Wien, herausgegeben von

Prof. Dr. Johannes Bonelli
Vorstand der 1. Abteilung des Krankenhauses S. Elisabeth, Direktor des IMABE-Instituts

Prof. Dr. Enrique H. Prat
Geschäftsführer des Instituts für Medizinische Anthropologie und Bioethik (IMABE)

Gedruckt mit Unterstützung folgender Institutionen:
Boehringer-Ingelheim, Erste Bank, Wiener Städtische Versicherung

Satz: Reproduktionsfertige Vorlage der Herausgeber
Druck und Bindearbeiten: MANZ CROSSMEDIA, A-1051 Wien
Grafisches Konzept: Ecke Bonk

Gedruckt auf säurefreiem, chlorfrei gebleichtem Papier – TCF
SPIN: 10772845

Die deutsche Bibliothek – CIP-Einheitsaufnahme
Ein Titeldatensatz für diese Publikation ist bei
Der Deutschen Bibliothek erhältlich

ISSN 0948-065X

ISBN-13: 978-3-211-83525-8 e-ISBN-13: 978-3-7091-6787-8

DOI: 10.1007/978-3-7091-6787-8

Vorwort

Leben war schon immer ein unergründliches Geheimnis, und dabei wird es wohl bleiben. Die sich ständig anhäufenden Erkenntnisse der Naturwissenschaft konnten jedenfalls diese Tatsache nicht ändern. Auch der Tod ist ein Geheimnis, das die Naturwissenschaft im Grunde nicht lüften kann. Der Mensch der Renaissance hat noch geglaubt, er würde einmal auch Herr über das Leben sein. Die medizinische Forschung hat durch zahlreiche Entdekkungen alte Lebensbedrohungen ungefährlich gemacht, und die Technik hat es fertig gebracht, das Leben allgemein um Jahre oder Monate zu verlängern. Sie kann auch das Sterben verkürzen und verlängern. Das ist aber schon alles. Denn der Tod ist dem Leben gleichsam miteinprogrammiert.

Daraus folgt, daß der Mensch nicht Herr über das Leben ist, er wird es niemals werden. Er kann das Leben nur beenden: sich selbst und andere töten. Das hat er aber schon immer gekonnt; jetzt kann er es vielleicht besser, sicherer, leichter. Die dazu gehörende ethische Frage „Darf er das?“ hat der historische Mensch immer verneint: Unschuldiges Leben ist unantastbar. Die Menschen haben sich nicht immer daran gehalten. Sie haben aber gewußt, daß sie nicht richtig handelten, wenn sie Unschuldige töteten.

Euthanasie kann also nicht als etwas Neues und viel weniger als Errungenschaft angesehen werden. Viele technische Fortschritte stellen den Menschen vor ganz neue moralische Probleme. Darf man alles tun, was man kann? Was nicht möglich ist, hat keine moralische Dimension. Sie entsteht aber, sobald das einst Unmögliche in den Bereich des Machbaren eintritt. Künstliche Befruchtung oder Genmanipulation zum Beispiel sind erst vor kurzem möglich geworden. Die Frage nach ihrer Sittlichkeit hat sich in den letzten Jahren ganz anders, realistischer als in der Vergangenheit, wo sie nur Utopien waren, gestellt.

Euthanasie war schon immer möglich. Und die Menschen haben sich auch immer wieder gefragt, ob sie unsittlich ist. Darf man den leidenden Menschen aus Mitleid nicht töten? Bis in dieses Jahrhundert war diese ethische Frage, nicht nur im Hippokratischen Codex, ziemlich klar beantwortet:

Unschuldiges Leben ist unantastbar. Darüber hat zu allen Zeiten ein weltweiter Konsens geherrscht, der sich bis jetzt in allen Gesetzgebungen niedergeschlagen hat. Stimmen gegen den Konsens gab es auch schon immer, sie fielen aber kaum ins Gewicht, zumindest nicht stark genug, um den Konsens zu stören.

Das Prinzip der Unantastbarkeit des menschlichen Lebens ist aber in diesem Jahrhundert bei vielen Gesetzgebungen gefallen. Bis jetzt hat dies den Lebensanfang betroffen. Aber auch der Konsens bzgl. Euthanasie wird in letzter Zeit immer stärker in Frage gestellt. Noch kein Land der Welt hat sich so weit vorgewagt, Euthanasie zuzulassen. Sie bleibt verboten. Ein einziges Land in der Welt – Holland – toleriert die Euthanasie unter gewissen Bedingungen. Sie wird einfach nicht mehr verfolgt. Warum soll eine Praxis, die schon immer möglich war und immer abgelehnt wurde, ausgerechnet jetzt legitimiert werden können?

Manche meinen, im Namen des Pluralimus wird man die Entwicklung zur Sterbehilfe nicht mehr aufhalten können. Der Pluralismus birgt aber in sich eine Versuchung, der sehr leicht nachgegeben wird: der Relativimus. Überzeugungen werden bloße Meinungen, und sind wie Geschmäcker letztlich nicht vergleichbar. Es gibt kein Wahr oder Falsch, nur Richtig und Unrichtig. Richtig ist, was jeder in Einklang mit seinen eigenen Überzeugungen tut. Der Relativismus läßt daher nur einen minimalen, rein formalen Konsens zu, der für das Zusammenleben nicht mehr ausreicht und deshalb die Stabilität des Pluralismus gefährden kann. Wie vulnerabel diese ist, bringt die Zeitgeschichte ans Licht.

In den letzten Jahren zeigte sich tatsächlich immer deutlicher, daß innerhalb eines praktischen und weltanschaulichen Pluralismus der Relativismus zu wuchern beginnt. Dieser und nicht der eigentliche Pluralismus ist der Grund für neue ganz große Probleme des gesellschaftlichen Zusammenlebens. Gerade wenn es um grundlegende letzte Überzeugungen vom Sinn des Lebens oder der Würde der Person geht, treten Konflikte auf, die durch Toleranz allein nicht überwunden werden können. Schwierig wird es eben dann, wenn jene tiefgreifenden Konsens-Themen hinterfragt und angegriffen werden. Vatermord beispielsweise ist über Kulturen und Epochen hinweg ein Verbrechen. Die Antike, das Mittelalter, die Neuzeit, afrikanische und asiatische Kulturen, Moslems und Christen sind sich darüber einig und haben es quasi nicht nötig, eine „Begründung“ dafür zu suchen. Es ist jedem Kind „sonnenklar“, und sollte dennoch einer auftreten und fragen, warum man denn eigentlich seinen eigenen Vater nicht morden dürfe, so wird sich die Gemeinschaft nicht große Mühe machen, ihm Argumente zur Hand zu geben, um ihn zu überzeugen. Vielmehr wird man sich überlegen, wie das Mitglied der Gemeinde in sicheren Gewahrsam gebracht werden kann, damit es keinen Schaden anrichtet.

Paradoxerweise kommt es aber in wissenschaftlichen Kreisen, v.a. unter Bioethikern, zur oben geschilderten Situation: Modern und originell ist, wer alles hinterfragt und Antworten einfordert, wo in einer gesunden Gesellschaft keine gegeben werden müssen. Die Euthanasie-Debatte wird größtenteils auf dieser Ebene geführt. Es wird das vermeintlicherweise in der Neuzeit erworbene Recht des Menschen auf Selbstbestimmung des Todeszeitpunktes propagiert. Nichts und niemand solle ihn daran hindern können, dieses Recht auszuüben. Der Wert des Lebens wird durch die Lebensqualität bestimmt; Schönheit, Lust, Jugend und Leistungsfähigkeit sind vorrangige Güter, deren Verlust dem Verlust des Lebenssinnes selbst gleichkommt. Es ist Zeichen der „Nächstenliebe" und Barmherzigkeit, dem Menschen bei der Ausführung seines Selbsttötungsvorhabens behilflich zu sein; wer es wagen sollte ihn davon abzubringen, ist intolerant und autoritär. Muß man bis zum bitteren Ende das Leiden auf sich nehmen?

Die Euthanasie-Diskussion war bis jetzt vor allem eine akademische. Die Medien beginnen, sich mehr zu interessieren. In den USA hat der Fall Dr. Kevorkian der Öffentlichkeit einen Schock versetzt. In Holland wird nicht mehr viel diskutiert, sondern einfach gehandelt (!). Der gesunde Menschenverstand hat sich von intellektueller Verstiegenheit und skandalösen Provokationen vielerorts nicht blenden lassen. Dennoch ist die Herausforderung groß. Die Argumentationsnot ist da, wenn es sich gerade um nicht hinterfragbare, unantastbare Werte handelt. Wer kann schon erklären, warum der Himmel oben und die Erde unten ist? Es gibt einen Sinn, selbst wenn ihn nicht alle einsehen wollen. Das wird sich nicht ändern, auch dann nicht, wenn die Mehrheit dagegen protestiert. Die Wirklichkeit läßt sich auf Dauer nicht vergewaltigen. Die große Herausforderung an die Gesellschaft, die solche Probleme lösen muß, weil es um ihre eigene Existenz geht, liegt nicht bloß in den Antworten. Sie liegt vornehmlich in der Praxis, im Tun; neue Wege zu gehen, die dem Wert und der Würde jedes einzelnen Mitglieds gerecht werden.

Vier Institutionen Österreichs, nämlich die Aktion Leben, das Institut für Ehe und Familie, der Katholische Familienverband Österreichs und das Imabe-Institut haben im Frühjahr eine Fachtagung zum Thema „Leben – Sterben – Euthanasie?" veranstaltet. Der unerwartete Besucherzulauf hat gezeigt, daß in unserem Land eine Mehrheit gegen die Euthanasie eingestellt ist. Die Stimmen der Befürworter sind aber hörbar geworden, daher gilt es, den Konsens zu stärken. In diesem Band werden die Beiträge der Fachtagung veröffentlicht. Die Beiträge setzen sich mit allen Argumenten der Befürworter und Gegner der Euthanasie ausführlich und redlich auseinander.

An dieser Stelle soll allen gedankt werden, die zum Zustandekommen der Fachtagung und dieses Buches beigetragen haben. Es ist unmöglich, hier alle Beteiligten aufzulisten. Den Autoren möchten wir für ihre Beiträge ganz besonders danken. Vier Institutionen sollen aber hier besonders erwähnt werden: Das Bundesministerium für Umwelt, Jugend und Familie, weil es die Hauptlast der Finanzierung der Tagung getragen hat. Für die Veröffentlichung dieses Bandes haben drei Firmen Druckkostenzuschüsse geleistet: Boehringer-Ingelheim, die Erste Bank und die Wiener Städtische Versicherung. Allen sei gedankt, nicht nur im Namen der Veranstalter, sondern vor allem im Namen einer Humanität, die nicht verlorengehen darf.

Die Herausgeber
Wien, 29. Juni 1999

Inhaltsverzeichnis

Sterbebegleitung in der Praxis

I. Einleitung

Die Angst vor dem Lebensende nehmen

Franz Kardinal König

Der Fortschritt der medizinischen Wissenschaft in Forschung und Praxis ist wahrhaft erstaunlich. Aber je mehr die Medizin kann, umso mehr stellt sich die Frage: Soll man, darf man das alles machen, was heute in der Medizin machbar ist? Hier begegnen sich Medizin und Ethik im gemeinsamen Bemühen, nach Normen und Grundsätzen Ausschau zu halten, um zu erkennen, was moralisch noch gut, was ethisch recht oder was schlecht und daher abzulehnen ist. Wir wissen wohl um die Änderungen im gesellschaftlichen Umfeld und um das damit zusammenhängende Welt- und Menschenbild in unserer säkularisierten Welt. Wir wissen auch, wie sehr die gesellschaftlichen Bindungen durch einen ausgeprägten Individualismus gelockert werden. Andererseits aber richtet die Ethik unseren Blick auf den ganzen Menschen, vom Beginn seines Lebens bis zum Ende seiner Existenz, auf das gesamte menschliche Handeln in Freiheit und Verantwortung. Im medizinischen Umfeld geht es daher um allgemeine orientierende Grundsätze, die sich bereits im Dekalog und in der Bergpredigt finden.

Es geht also hier – und das macht gerade Ihre gemeinsame Fachtagung mit den vertieften Fragen deutlich, – es geht darum, das nicht zu übersehen, was Ihnen gemeinsam ist und was Sie verbindet: Und das ist der Mensch mit seiner Vorstellung von sich selbst und seiner Welt, angesichts der letzten großen Fragen, die jeden Menschen immer wieder beschäftigen: Woher komme ich, wohin gehe ich und welchen Sinn hat mein Leben?

Zu diesem ganzen Menschen gehört nicht nur die Jugend und die Gesundheit, die eigene Sicherheit und Geborgenheit, sondern ebenso das Alter und die Krankheit mit allen damit verbundenen Sorgen und Schwierigkeiten, so wie auch das Schicksal der behinderten Menschen. Allen gemeinsam aber ist das Wissen, daß wir unterwegs sind und daß unser Weg ein Ende und ein Ziel hat, das vom Leben als Ganzes nicht zu trennen ist.

Wir unterscheiden zwischen einer christlichen und einer humanistischen Ethik. Eine humanistische Ethik läßt die Gottesfrage offen; eine christliche Ethik stellt den Menschen klar und deutlich vor die Gottes- und die Christusfrage. Das Dunkel, ja, die Sinnlosigkeit des Sterbens empfängt ein helles Licht aus dem Glaubenswissen. Aus einer solchen Quelle erhält das ganze Leben des Menschen eine einmalige Würde, einen nicht vergänglichen Glanz. Als Christen können wir niemandem unsere Glaubensüberzeugung aufnötigen. Wohl aber können wir mithelfen, dem *ganzen* Leben seinen Wert und seine gottgeschenkte Würde zu sichern und immer wieder deutlich zu machen.

So gesehen, ist dies ein Beitrag, um in der öffentlichen Meinung die Angst vor dem Ende des Lebens, des Sterbens, zu nehmen. So gesehen, sollte es auch Aufgabe der Christen in diesem Lande sein, die verbreitete Sehnsucht nach Wiedergeburt aus der Sicht eines christlichen Menschenbildes zu klären. In einer solch interdisziplinären Begegnung im Dienste des Menschen ergibt sich für die heutige Pastoral die Notwendigkeit der Auseinandersetzung mit den großen menschlichen und christlichen Fragen, weit über die Sakramentenpastoral hinaus.

Aus einer solchen Sicht wünsche ich Ihrer heute beginnenden Fachtagung einen guten Verlauf und neue Anregungen, um das Gemeinsame, den ganzen Menschen mit seinem Leben und Sterben, mit seiner unantastbaren Würde, nicht aus dem Auge zu verlieren.

Wer Sterbehilfe nicht will, muß für optimale Sterbebegleitung sorgen

Martin Bartenstein

Dieser Band mit dem Thema „Leben, Sterben und Euthanasie" beginnt mit Aufsätzen über zwei Künste:
Ars moriendi (die Kunst, zu sterben) und
Ars dimittendi (die Kunst, zu entlassen).

Eine dritte Kunst wird nicht genannt, und doch steht sie über den beiden erwähnten und bildet daher den Hintergrund der gesamten Veranstaltung: Die Ars vivendi als Kunst, zu leben. Sowohl das Sterben als auch das Entlassen – beide sind sie Künste des Lebens. Jeder Sterbende ist immer auch (noch) ein Lebender, so lange, bis er stirbt, also bis ganz zuletzt. Die Gestaltung des Sterbens ist immer eine Aufgabe der Lebenden – eine wichtige Erkenntnis, denn häufig werden lebende Sterbende so behandelt, als wären sie bereits tot. Andererseits kann auch jedes Entlassen nur stattfinden, solange bewußtes Leben besteht – in beiden Bedeutungen, die im Begriff der Ars dimittendi stecken:

a) Da geht es erstens um die Kunst des Sterbebegleiters, des oder der Verwandten, der Familie, aber auch der „Profis", also der Ärzte und Ärztinnen, der Personen des Krankenpflegepersonals usw., zu erkennen, „wann es genug ist", ab wann es nur noch Quälerei wäre, das Leben um jeden Preis zu erhalten. Bis zu welchem Zeitpunkt entspricht das Sterben noch der Würde der Person, und ab wann wird der sterbende Mensch instrumentalisiert? Zum Beispiel durch eine Medizin, die sich selbst nicht mehr einbremsen kann? Zum Beispiel durch Verwandte oder Freunde, die nicht einsehen können oder wollen, daß das Ende gekommen ist?

b) Da geht es zweitens aber auch um die „Lebens-Kunst" des Sterbenden selbst. Er hat eigentlich keine Wahl, und letztlich keine Chance. Er wird sterben, und er muß loslassen. Die Frage ist nur: Wie schmerzlich muß das sein? Wie freiwillig kann es sein? Kann man den Abschied, das Loslassen, vorwegnehmen? Die österreichisch-französische Philosophin und Schriftstellerin Christiane Singer hat das einmal so ausgedrückt: „Wir verhalten uns wie geladene Gäste einer Abendveranstaltung. Man unterhält sich, man ißt und trinkt, man tanzt, man genießt bis ins Morgengrauen hinein, aber dann, wenn die Uhr schon längst die Abschiedsstunde geläutet hat, klammern wir uns noch mit den letzten Kräften an die Vorhänge, damit wir nicht vom Gastgeber mit Gewalt hinausgetragen werden können. Können wir nicht eine schöne Zeit, die wir hatten, mit Anstand und Würde beenden?" Mit diesen Sätzen sind wir mitten im Thema dieses Bandes: Leben, Sterben und Euthanasie.

Es geht ein Riß durch die Bevölkerung. Bejahung oder Ablehnung der Euthanasie im Sinne der Sterbehilfe, also der bewußten Abkürzung des menschlichen Lebens, kann nicht eindeutig bestimmten weltanschaulichen Gruppierungen oder sozialen Schichten zugeordnet werden. An Stammtischen wie in Akademikerzirkeln, unter Theologen ebenso wie in medizinischen Berufen, bei Juristen, Ethikern, Sozialarbeitern, Gewerbetreibenden, Beamten ... kurz, überall werden Sie durch die Erwähnung des Themas Euthanasie binnen kürzestem eine heftige, erregte Diskussion mit allen denkbaren Pro- und Contraargumenten auslösen. Das Thema ist ein allgemein menschliches Thema, und erst in zweiter Linie eines der Ideologien.

Euthanasie ist nach Jahrzehnten, in denen der „sanfte Tod", wie die wörtliche Übersetzung von „Euthanasie" aus dem Griechischen lautet, strengstes Tabu war, zum häufig diskutierten Begriff geworden – auch in Österreich.

Zur Begriffsklärung eine kurze Zwischenbemerkung: „Euthanasie" im klassischen Sinn bedeutet nicht die Ausführung einer Tötung, sondern eigentlich weit mehr eine „gelassene Haltung" dem Tod gegenüber; eine Haltung, wie sie der berühmte Historiker Arthur Imhof in Berlin in seinem bei Böhlau herausgekommenen Buch „Ars moriendi" beschreibt.

„Euthanasie" im modernen Sinn gibt es als Begriff eigentlich erst ab dem Ende des 19. Jahrhunderts, im Zusammenhang mit pseudophilosophischen Konstrukten wie zum Beispiel „Volkshygiene" und wirren Vorstellungen von der „Normalität": Das Abweichende, „Krankhafte" sollte als „Schädling" entlarvt und „ausgemerzt" werden. – Das ist die Vorstufe der nationalsozialistischen „Euthanasie". Euthanasie in diesem Sinn ist, wie der österreichisch-amerikanische Medizinethiker Prof. Erich Loewy richtig anmerkt, nichts anderes als Mord.

Euthanasie, wie sie heute gemeint ist, als „Sterbehilfe" (ein Begriff, der knapp 100 Jahre alt ist), ist aus der Not geboren. Im Wesentlichen sind es zwei Hauptgründe, aus denen Euthanasie heute verlangt wird. Und in beiden Fällen stehen die Befürworter der Sterbehilfe mit dem Rücken zur Wand, stehen unter Druck und handeln aus Angst.

1) Es gibt eine Gruppe von Menschen, denen die persönliche Freiheit über alles geht. Sie fordern das Recht, über sich selbst, und damit auch über ihr Leben, autonom verfügen zu können. Das bezieht Tötung auf Verlangen mit ein. Der Staat hätte die Pflicht, dieser individuellen Freiheit keine Hindernisse in den Weg zu legen, und auch, wie im Fall von Krankheit Medikamente, so im Fall des Verlangens, sterben zu können, entsprechende Hilfsmittel zur Verfügung zu stellen. Es geht in diesen Fällen nicht zuletzt um den Wunsch, selbstbestimmt das eigene Leben dann abzurunden, wenn es opportun erscheint, und zm eventuellen künftigen (oder weiteren) Leiden auszuweichen. Man spricht auch vom „Bilanzselbstmord“: Man zieht Bilanz über das bisherige Leben, schätzt die mögliche Zukunft ab, entscheidet sich für den vermeintlich sicheren Weg des sofortigen, vermeintlich freiwilligen, scheinbar selbstbestimmten Ausscheidens aus dem Leben.

2) Die zweite Gruppe von Menschen, die das Recht zur Euthanasie verlangen, sind jene, die unerträglich leiden oder dieses Schicksal für die Zukunft fürchten; es sind jene, die nicht als mehr oder weniger entrechtete Sterbende in irgendeinem anonymen Spitalbett enden wollen; es sind jene, die sich als Objekt medizinischer Apparate empfinden, und davor schlicht und einfach Angst haben. Schmerzen und Alleingelassensein sowie Verlust der persönlichen Integrität – das sind die Hauptängste der Menschen vor dem Sterben. „So wie wir die Menschen im Spital sterben lassen, möchte ich künftig nicht sterben müssen!“ hat seinerzeit der Wiener Psychiater Erwin Ringel gesagt – und an der Berechtigung dieses Aufschreis hat sich nicht viel geändert seitdem. Ein Zustand, unter dem alle leiden: Die Patienten und Patientinnen, die Menschen des Personals, die Angehörigen ... alle! Es bedarf großer Reformen, um diese Zustände in ihrer Struktur zu ändern. Solange aber die Angst vor Schmerzen und vor Einsamkeit im Sterben zu Recht besteht, wird der Ruf nach Euthanasie in der Bevölkerung immer stärker werden. So gesehen möchte ich sagen: Die Schaffung einer „sterbegerechten“ Kultur in unserem medizinischen, aber auch generell im sozialen System ist die beste Prophylaxe gegen das Verlangen nach Euthanasie. Wenn nämlich die Haupt-Sterbensängste vermindert werden können, wollen die betreffenden Menschen nicht mehr vorzeitig sterben, dann wollen sie leben solange es geht. Das haben zahlreiche Studien bewiesen. Anders gesagt: Der Ruf nach Euthanasie ist ein Alarmzeichen – ein Hinweis dafür,

daß wir mit den Sterbenden – und das heißt letztlich: mit uns selbst in Zukunft – nicht gut umgehen. Wer Sterbehilfe nicht will, muß für optimale Sterbebegleitung sorgen!

International, eigentlich weltweit, gibt es jetzt immer wieder Versuche, die Euthanasie zu legalisieren. Die willkürliche Verkürzung des Lebens soll unter bestimmten Umständen erlaubt werden. Solche Vorstöße sind in den letzten Jahren eklatant häufiger – und erfolgreicher – geworden. Die Niederlande sind der internationale Vorreiter, jüngst folgten einzelne Bundesstaaten in den USA und in Australien, in Skandinavien und in der Schweiz sind entsprechende Vorarbeiten schon weit gediehen, in Ländern wie der BRD wird heftigst diskutiert.

Ich bin stolz darauf, sagen zu können, daß mein Ressort unter den ersten Institutionen in Österreich war, die die Dringlichkeit und Brisanz des Themas erkannt haben. Bereits vor 5 Jahren hat meine damalige Vorgängerin im Familienressort, Maria Rauch-Kallat, in Zusammenarbeit mit dem Dachverband HOSPIZ ÖSTERREICH eine Enquete veranstaltet „Wie gehen wir mit dem Sterben um?", die mehr als 200 Teilnehmer und Teilnehmerinnen aus allen Bundesländern nach Wien gebracht hat. Dieses Expertentreffen, an dem überdies sämtliche Berufsgruppen vertreten waren, die im Bereich „Sterben" eine Rolle spielen, hat bundesweit nicht nur ein erweitertes Bewußtsein geschaffen, sondern auch eine Reihe von Folgeinitiativen ausgelöst. Erstmals wurde damals klar, wie viele Menschen in Österreich im Tabubereich „Sterben" aktiv sind. Die ministerielle Enquete „Wie gehen wir mit dem Sterben um?" war die Geburtsstunde vieler Hospizgruppen in Österreich. Die Träger sind im kirchlichen Bereich angesiedelt, es sind aber auch private Initiativen darunter, von Menschen, die die Not und Sorge Sterbender nicht einfach hinnehmen wollen, es sind Initiativen in Krankenhäusern – sowohl von Ärzten als auch von anderen Berufsgruppen im Rahmen der Medizin, bis hin zu Gemeinden wie etwa der Gemeinde Wien, die mit dem mobilen Hospizteam der Caritas Wien kooperierte, und im Geriatriezentrum am Wienerwald einen Hospizversuch startete, der mittlerweile zu einer fixen Einrichtung geworden ist.

Es ist den vielen Bemühungen kleiner, mittlerer und großer Institutionen zu danken, daß Österreich jetzt nicht unvorbereitet in die Diskussion um die Sterbehilfe gerät. Die Voraussetzungen für eine sachliche, fundierte Auseinandersetzung mit der Euthanasie sind gut.

Das ist vor allem deshalb wichtig, weil diese Auseinandersetzung in den ersten Anfängen steckt. Was wir jetzt erleben, ist erst der Anfang. Es ist zu befürchten, daß das Verlangen nach gesetzlicher Regelung der Euthanasie unter bestimmten Bedingungen lawinenartigen Charakter annehmen könnte. Wie Sie alle wissen, hat man in einer Lawine in der Regel keine Chance mehr, abseits zu stehen. Man wird mitgerissen, ob man will oder nicht.

Die Euthanasie hat als gesellschaftliches Problem eine Dynamik wie eine Lawine. Denn ihre Triebkräfte liegen nicht nur, wie ich zuvor erwähnt habe, im Charakter einer Medizin, die vielen Menschen neben den Fortschritten in der Behandlung von Krankheiten auch große Angst macht. Die Triebkräfte der gesellschaftlichen Diskussion über Euthanasie liegen auch in Bereichen, die in diesem Zusammenhang (noch) nicht wirklich wahrgenommen werden: In der Demographie und in der Ökonomie.

Demographisch gesehen hat man es bis vor wenigen Jahren für Panikmache und Schwarzmalerei gehalten. Heute muß man erkennen: Der Generationenvertrag wackelt. Er wackelt, weil immer mehr Österreicher lang leben und alt werden. Die Lebenserwartung ist stark angestiegen, und sie steigt weiter. Das ist an sich erfreulich. Aber es ist teuer. Schon jetzt glaubt nur mehr jeder zweite Österreicher, daß seine Pension für die kommenden zehn Jahre gesichert ist. Vertrauen in die Pensionsstabilität bis 2.030 hat nur jeder Zehnte. Die relativ schrumpfende Gruppe der Erwerbstätigen muß die wachsende Gruppe der noch nicht oder nicht mehr Erwerbstätigen finanzieren. Die Frage ist, bis wohin die Generationen der Zukunft sich das gefallen lassen werden.

Dazu kommt, daß nicht nur soziale, sondern auch medizinische Leistungen immer stärker ins Gewicht fallen. Je höher die Lebenserwartung, umso zahlreicher die Krankheiten und Gebrechen. Es kommt zur sogenannten „Ressourcenfrage“: Die Ressourcen, also die vorhandenen Geldmittel, sind endlich und daher begrenzt. Ist es gerechtfertigt, immer teurere medizinische Leistungen aus einem nicht gleichermaßen zunehmenden Topf zu bezahlen, und dadurch Geld von anderen, ebenso wichtigen Bereichen abzuziehen?

Wird man nicht bald feststellen müssen, daß man sich das nicht leisten kann oder will? Was dann? Wer bekommt dann welche Leistungen unter welchen Umständen? Wer bestimmt das? Werden Altersgrenzen eingezogen?

Unter dem dramatischen Druck solcher Fragen wird das Verlangen nach Euthanasie künftig unter ganz anderen gesellschaftlichen Rahmenbedingungen als den derzeit bestehenden laut werden.

Heute ist es noch möglich, daß die Spitzen der Medizin uns versichern: Jeder Kranke bekommt die optimale Behandlung! Aber hält das auch genauerem Hinsehen stand? Gibt es nicht Wartelisten, zum Beispiel auf Organe zum Zweck der Transplantation? Ist nicht bereits jede Warteliste, unabhängig von den Gründen des Organmangels, eine Maßnahme der Euthanasie? Nach welchen Kriterien wird gereiht? Zählt Alter auch zu diesen Kriterien? Die Medizinethiker haben hier ein reiches Betätigungsfeld für die Zukunft.

Es könnte sein, daß Forderungen nach der Einführung von Euthanasie sich sehr humanistischer Argumente bedienen werden. Alten, siechen, gebrechlichen, schwer behinderten Personen Leid zu ersparen – wer könnte dagegen sein? Ein Klima zu schaffen, in dem es guten Gewissens möglich ist, den betroffenen Leidenden nahezulegen, daß sie gesellschaftlich verantwortungsbewußt handeln, wenn sie selbst Hand an sich legen – wie leicht kann es geschaffen werden?

Vor solchen Tendenzen sollten wir auf der Hut sein.

Man kann soziale Probleme nicht human lösen, indem man diejenigen, die an den Problemen leiden, eliminiert!

Aus diesem Grund möchte ich auch nochmals betonen, daß die Einführung der Euthanasie Zeichen eines eklatanten Versagens unserer Problemlösungskapazität wäre. Solange nicht alles Menschenmögliche getan ist, um Leidenden human zu helfen (zum Beispiel durch optimale Schmerztherapie in der Medizin), sollte die Euthanasie kein Thema sein.

II. Sterbehilfe und Sterbebegleitung in der Theorie

Ars moriendi.
Nachdenken über ein schwieriges Feld

Hanna-Barbara Gerl-Falkovitz

Josef Prieler
zum 80. Geburtstag
am 16. Mai 1999

„Nichts vom Vergänglichen,
Wie's auch geschah!
Uns zu verewigen,
Sind wir ja da."
Goethe

1. Großräumige kulturelle Veränderungen der ars moriendi

Tota vita meditatio mortis est. Kaum ein antiker vorchristlicher Satz scheint so weit weggerückt wie dieser. Vielmehr: *Tota vita meditatio vitae est.* Zeuge dafür ist alles, was es an bekannt-fragwürdigen Verdrängungen gibt, deren die Kultur offenbar mühelos fähig ist. Und ist es nicht tatsächlich Seelenhygiene, das Sterben, eigenes wie fremdes, aus dem Blickfeld zu rücken – denn wer kann wirklich mit Sterbenden leben? Hat nicht noch die naivste Vitalität recht, sich dagegen zu wehren, unbewußt – was aber heißt: aus den natürlichsten Wurzeln heraus? Woher käme anders der heftige Abscheu, das Grauen der Kinder vor dem Sterben und das Empfinden eines Unüberbrückbaren?

Und doch: Alle alten Kulturen sind wesentlich Totenkulturen, bis zu dem Maße, daß sie einen Großteil der Kraft der Lebenden für den Dienst am Totenreich aufzehrten, wie in Ägypten. Auch unsere Kultur, allerdings anders als die altägyptische, kannte eine ausgeprägte, religiös begründete Zuwendung zum Sterben. Um 1450, mitten in den geistigen Erschütterungen des verklingenden herbstlichen Spätmittelalters und der in Italien heraufdrängenden „neuen Zeit", erschien in Deutschland ein anonymes Erbauungsbuch mit dem Titel „Ars moriendi". Geschmückt war es mit eindringlichen Holzschnitten eines ebenfalls anonymen Meisters, den die Kunstgeschichte unter anderen Werken mit den Kürzeln E. S. vermutet. Einer der Holzschnitte zeigt Schrecken und Trost des letzten Stündleins: Der Sterbende kämpft, ausgestreckt zwischen der unteren Welt des Dämonischen, Zerstörenden und der oberen Welt des Heiligen und Heilenden. In dieser zerreißenden Stunde strebt seine Seele in die Hände der Engel nach oben; sie schlüpft wie ein Kind aus dem erstarrenden Haupt oder – wie das schon antike Sprachbild sagt – wie ein Falter aus der leeren Hülle, wobei die Teufel im Furor toben.[1]

350 Jahre später liegt das Abendland in anderen als den spätmittelalterlichen Wehen: In der Französischen Revolution und den Napoleonischen Kriegen hatte Europa das politisch verursachte breitflächige und gleichgültige Sterben gelernt. Hegel kommentierte sarkastisch den Zusammenhang der absoluten Freiheit mit dem Schrecken; Töten bedeute nicht mehr als das Durchschlagen eines Kohlhaupts – in deutlicher Anspielung auf die Guillotine, das „große Rasiermesser".[2] Zugleich geht es im französischen und deutschen Sprachraum im Gefolge der Aufklärung um den „Gottesmord", dem Nietzsche am Ende des Jahrhunderts eine merkwürdig triumphierend-erschrockene Stimme leiht.

Ausgespannt zwischen solchen Polen erklingt in den 30er Jahren des 19. Jahrhunderts die zarte Lyrik eines Frühverstorbenen. Sie kann das Sterben schon nicht mehr christlich deuten. Um Sterben zur Kunst zu machen, bedarf es der griechischen Antike:

„Niemals das Licht zu sehen
dünkt mich das Beste. Doch geboren, früh
– wenn königliche Schönheit sich entfaltet
in Wuchs und Angesicht
und noch von fern die Welt vor ihr
zum ersten Male sich verneigt;
zur Blütezeit der Hoffnung, und bevor

---

[1] Artikel *ars moriendi*, in: Herders Lexikon, Freiburg, 1952, I. In der beigefügten Abb. schlingt sich unter anderen Spruchbändern eines um die Teufel: „Furore confundor". - Vgl. *Haas* Alois M., Todesbilder im Mittelalter. Fakten und Hinweise in der deutschen Literatur, Darmstadt, 1989. – *Düren* Peter Christoph, Der Tod als Ende des irdischen Pilgerstandes. Reflexion über eine katholische Glaubenslehre, Ostfildern, 1996. - *Pieper* Josef, Tod und Unsterblichkeit, in: *Pieper*, Werke *V*, Hamburg, 1997.

[2] *Hegel* G. W. F., *Phänomenologie des Geistes* (1807).

den frohen Augen sich das fahle Licht
der Wirklichkeit, der feindlichen, noch zeigt –
dann wie ein Hauch, der sich zum Wölkchen formte
und flüchtig nur am Horizont verweilte,
sich aufzulösen, wie um nie gewesen
zu sein, und künftige Tage
für dunkle Grabesruhe einzutauschen:
das scheint dem Geist ein Glück,
und in den stärksten Seelen
läßt es ein tiefes Mitgefühl zurück."[3]

Dieses bitter-friedliche Gedicht stammt von Giacomo Leopardi (1798-1837), einem Genie der italienischen Dichtung, der Hölderlins Empfinden verwandt ist. Er intoniert für seine Zeit und vorgreifend für die folgende nur noch das „Glück", früh zu sterben. „Kunst" besteht darin, das Schwere naturhaft-leicht zu vollziehen: als Hauch, als Wölkchen zu verwehen. Noch größer wäre die Kunst, nicht geboren zu sein. Nicht zufällig greift Leopardi auf das Chorlied des Sophokles in *Ödipus auf Kolonos* zurück, auf eine vorchristliche Weltsicht also. Sterben war und wird nicht mehr *Übergang*, letzte Tat und Entscheidung, sondern endgültiges *Erlöschen*, kampfloser Untergang des eigenen Seins – das Mitfühlen bleibt den Zurückgelassenen, und freilich wird es tief, denn es fühlt das Sinnlose auch im erhabenen Vorgang.

Weit entfernt scheinen die Sätze des Paulus: „Sterben ist uns Gewinn"[4], oder: „Dieses Verwesliche muß Unverweslichkeit anziehen und dieses Sterbliche muß Unsterblichkeit anziehen"[5]. Dagegen steht seit dem 19. Jahrhundert das Lebensgefühl mit seiner ganzen Wucht: Tod ist *Ende* dieser Existenz, nicht *Durchgang*. Wozu noch „Kunst des Sterbens"? Sie verändert sich zur Akzeptanz der Endlichkeit, protestlos, geräuschlos: in den Wunsch größtmöglicher Eleganz des Abtretens. Eben dies wird dem Europa des 20. Jahrhunderts, zumindest seinen Intellektuellen, verpflichtend. Der Arzt Gottfried Benn schreibt unter der Überschrift „Was schlimm ist":

„Nicht im August sterben,
wenn die Nächte hell

[3] *Leopardi* Giacomo, „Auf ein antikes Grabrelief, das ein verstorbenes Mädchen darstellt, wie es Abschied nimmt von den Seinen", in: *Leopardi*, Canti e Frammenti/Gesänge und Fragmente, ital./dt., Stuttgart, 1990, 202 f. [in anderer Übersetzung].

[4] *Phil* 1, 21.

[5] 1 *Kor* 15, 53ff.

und die Erde für Spaten leicht."

Das klingt würdevoll, ja anziehend; genau hinhörend spürt man aber die Leichtigkeit des Nichtseins, das allemal erträglicher sei als das Sein. Ein Sein „danach" ist zerstoben, schon das Fragen in diese Richtung träfe auf den Kalauer: „Es gibt ein Leben *vor* dem Tod." Zu solcher Kunst des unauffälligen Sterbens gehört auch der fühllose Abschied. Gab es in den alten Litaneien die Bitte: „Vor einem jähen und unvorhergesehenen Tode bewahre uns", gab es Heilige, die, ein Leben lang angerufen, zu einer bewußten Sterbestunde verhalfen[6], so ist es der Wunsch des heutigen Äons, schnell und ohne Aufhebens zu sterben oder alltagssprachlich: „umzufallen". Klassisch Woody Allen: „Ich habe keine Angst vor dem Sterben. Ich möchte nur nicht dabeisein, wenn es passiert." Und man müßte ergänzen: Auch die Angehörigen wollen nicht dabei sein, nicht einmal bei den Toten, die ins Leben zurückgeschminkt werden.

Stellen wir vor solchen Verschiebungen die Frage, worin eine *ars moriendi* bestehen könnte. Zur „Kunst" gehört ja nicht ein schlichtes biologisches Abgehen, sondern ein Können, ein Sichstellen, mehr noch der würdige Vollzug einer biologischen Unabweislichkeit. Dazu einige klassische Antworten – und vielleicht steckt im gut vergessenen Alten etwas anregend Neues.

2. Kultur des Sterbens: Mannigfaltige religiöse Lösungen

Tatsächlich gibt es in allen alten Kulturen eine Kunst des Sterbens, allerdings erwartbar unterschiedener Art.[7] Das Unterschiedene rührt daher: Sterben ist abhängig von der Auffassung des Lebens und Vorstellung seines Danach. Vorweggenommen ist zu sagen: Es scheint *ars moriendi* nur dort zu geben, wo Sterben nicht *Abbruch*, sondern *Aufbruch* in ein verheißenes, wenn auch unbekanntes Neues bedeutet. Dieser Aufbruch ist vielgesichtig und lockt mancherlei Abwandlungen des Sterbens hervor.

2.1 Naturhaft: Sterben als Rückkehr ins All zur Wiedergeburt

Den frühen Weltsystemen (wie wir sie aus dem vorderen Orient bis Griechenland kennen), liegt der Eindruck zugrunde, alles Leben und Sterben wäre ein einziger, kosmisch-mütterlicher Kreislauf. Diese „große Mutter" ist von einer anonymen und noch ganz unpersonal gedachten

[6] Insbesondere die „Sterbeheiligen" Joseph und Barbara.

[7] Vgl. zum folgenden: *Stephenson* Gunther (Hrsg.), Leben und Tod in den Religionen. Symbol und Wirklichkeit, Darmstadt, 1997.

Fruchtbarkeit: Sie bringt unterschiedslos das Leben der Pflanzen, Tiere, Menschen hervor und nimmt es mit demselben Gleichmut in den Tod zurück, um es in anderer Form wieder zu gebären. Hier wird Sterben als Einleitung zum nie endenden Gestaltwandel empfunden, dem eine große, vor-personale Gleich-Gültigkeit zugrunde liegt, da der Mensch auch als Baum oder Tier sich in einem nächsten Leben wiederfinden kann. Die große All-Einheit, die wie ein Ozean alle gesonderten Lebewesen unterfängt, ist das eigentlich Lebendige, vor dessen Allgewalt der Mensch nur ein zufälliges und flüchtiges Wesen ist. Sterben wäre hier Aufgeben der Eigen-Form, des Eigen-Sinns, Rücktauchen in die naturhafte, geheimnisvolle, antlitzlose Energie des Ganzen. Kunst des Sterbens ist Sicheinfügen in die Macht der kreisenden Energie. Wiedergeburt meint freilich keineswegs – europäisch gedacht – die Chance eines Neuanfangs, sondern Wiederauftauchen aus dem untergründigen Lebensstrom in mehr oder minder zufälligen Ausgestaltungen.

Daß zumindest das Zurücktauchen ins All auch eine unterschwellige europäische Vorstellung der Moderne ist, zeigt Hölderlins *Hyperion*, allerdings versetzt mit dem europäischen Bild ewig naturhafter Jugendlichkeit – und orchestriert vom Seufzen des Vergeblichen: „Eins zu sein mit Allem, das ist das Leben der Gottheit, das ist der Himmel des Menschen. Eins zu sein mit Allem, was lebt, in seliger Selbstvergessenheit wiederzukehren ins All der Natur, das ist der Gipfel der Gedanken und Freuden, das ist die heilige Bergeshöhe, der Ort der ewigen Ruhe[...] Eines zu sein mit Allem, was lebt! Mit diesem Wort legt die Tugend den zürnenden Harnisch, der Geist des Menschen den Zepter weg[...] und das eherne Schicksal entsagt der Herrschaft und aus dem Bunde der Wesen schwindet der Tod, und Unzertrennlichkeit und ewige Jugend beseliget, verschönert die Welt. Auf dieser Höhe steh ich oft, mein Bellarmin! Aber ein Moment des Besinnens wirft mich herab. Ich denke nach und finde mich, wie ich zuvor war, allein mit allen Schmerzen der Sterblichkeit.“[8]

2.2 Buddhistisch: Sterben als Verwehen ins Nichts

Wie weit das systemische Kreisen eine lähmende Vorstellung sein kann, zeigt sich in dem Protest des historischen Gautama Buddha gegen das Rad der Wiedergeburt. Seine Kunst des Sterbens stellt sich gegensätzlich sogar als Kunst der Nicht-Reinkarnation dar, wie sie in hochent-

[8] *Hölderlin* Friedrich, Hyperion, in: Hölderlin, Werke, Briefe, Dokumente, Stuttgart/Hamburg o.J., 224 f.

wickelter Form der Urbuddhismus und heute noch, allerdings zahlenmäßig gering an Anhängern, der mönchische Hinayana und der Zen-Buddhismus vertreten.[9] Die klassische Lehrrede des Buddha im Tierpark von Benares kennzeichnet die langgesuchte Erleuchtung: Leben ist Leiden.[10] Sie gipfelt in der Vermeidung des Leidens = Lebens kraft Erlöschen allen Lebensdurstes. Freilich nicht, indem der Durst durch heftiges Austrinken aller Genüsse gestillt wird, sondern umgekehrt: indem der Durst selber stirbt – lange bevor das Leben selber stirbt. Das Lebens-Verlangen wird auf achtfachem Pfad ausgelöscht, Liebes und Leides gelten gleich viel (und wenig) auf dem kunstvoll abgedämpften Resonanzboden des Gemütes. Diese Kunst der Gleich-Gültigkeit wird für Gautama Buddha und den ihm folgenden Hinayana höchste Lebenskunst, die das endgültige Sterben vorbereitet. Die klassische Totenkopf-Meditation des Zenbuddhismus läßt den eigenen Schädel durch die Scheinhülle des lebendigen Gesichts spürbar werden.[11] Sterben ist Kunst der Entwerdung, letztes Herausziehen der noch verbliebenen Wurzeln aus dem Boden des Daseins, glückhafter Übergang ins Nichtmehrsein. Sterben ist Verwehen in den „Duft" des Nir-Wana, *ohne* Wiederkehr zu lastender neuer Geburt, ohne Eigensein, ja ohne Sein.

Asien hat – in seinen Boddhisatvas, aber auch in seinen Hindu-Yogis – den Weg des allem Glück und aller Enttäuschung vorgängigen *inneren* Sterbens entwickelt, um das Unglück des Geborenseins zu entgiften. Sterben vor dem Sterben, lautet die Lösung. Dieser Entwurf sieht Sterben als letzten Akt des Absprungs, als „Flucht aus dem brennenden Haus", indem der Springende und Flüchtende sich auflöst. Das Leid verschwindet, indem der Leidende verschwindet.

2.3 Jüdisch und christlich: Sterben als Gewinn

Die Erfahrung Israels sowohl von Gott als auch vom Menschen erhebt sich in der Religionsgeschichte in einem deutlich unterschiedenen Horizont. Israel hat Gott weder als gesichtslose Fruchtbarkeit noch als gesichtslose Vernichtung erfahren noch als ein alles auflösendes „Nichts",

---

[9] Der japanische Zenbuddhismus, der in Europa als Vertreter des Buddhismus wahrgenommen wird, zählt nur 5% Anhänger im Unterschied zu 95% synkretistischer Religiosität in Japan, die sich aus Naturreligion, Shintoismus und buddhistischen Überlagerungen zusammensetzt.

[10] Bekannt als „Rede von den vier edlen Wahrheiten und dem achtfachen Pfad", in: *Buddha* Gautama, Die vier edlen Wahrheiten. Texte des ursprünglichen Buddhismus, hg. u. übers. v. K. *Mylius*, München (dtv), 4. Aufl. 1992, 118 - 124.

[11] *Nishitani* Keji, Was ist Religion?, Frankfurt am Main, 1998, Kap. 2.

sondern die tiefste theologische Erfahrung hat sich in das Bild eines Antlitzes verdichtet, das nicht der Welt zugehört und sich trotzdem erstaunlich gegenwärtig auf sie einläßt. Vor dem klaren und persönlichen Antlitz Gottes wird auch der Mensch, und zwar unterschiedslos Mann und Frau, zu einem Eigensein aufgerichtet. Israel hat in langer Züchtigung, für die immer wieder die Propheten aufstehen, diese Last und Lust der Identität erfahren und sie weltgeschichtlich erstmals ausgebildet. Eine einzige Lebensspanne, genau eingewiesen in Raum und Zeit, die Lösung aus dem Wir-Gefühl in die Entschiedenheit eines Ich – dies sind die Merkmale einer neuen Menschlichkeit. Der Gott Israels fordert nicht den Menschen, der sich selber vernichten, abhanden kommen, letztlich töten muß, um in die große Allmacht zurückzutauchen. Er fordert vielmehr einen Menschen heraus, der, ihm zutiefst verwandt, Antwort, Entscheidung, Einsatz formulieren kann. Wie es Teresa von Avila in einem ihrer großen Sätze formuliert: „Sein ganzes Leben leben, seine ganze Liebe lieben, seinen ganzen Tod sterben." Hier muß auch nicht mehrfach gestorben werden, weil Sterben nicht mehr gleichgültiges Wegtauchen oder vortrainiertes Sich-Herauslösen bedeutet. Sterben wird Entscheidung: zum Eingang in das letzte Gegenübertreten „von Angesicht zu Angesicht", worin der Mensch sein Gericht im Sinne von Aufrichten und Geraderichten erfährt.

Dies erfährt christlich noch eine Vertiefung in der Vorstellung der verklärten Leiblichkeit. Schon die Fleischwerdung Gottes unterstreicht den Wert und die Einmaligkeit des irdischen Daseins. So wird auch Leiblichkeit sterbend zwar gebrochen, aber nicht endgültig gelöscht, sondern im Gegenteil zur Auferstehung des Fleisches weitergedacht. Das Pneuma ergreift verwandelnd den Leib. Der Sterbende wahrt nicht nur sein Gesicht, er darf es auch über die Todesschwelle hinaus endgültig zu seiner vollen Schönheit entfalten.

Ars moriendi: Das Alte loslassen, um es verjüngt und erneuert zu gewinnen – nämlich im göttlichen Ursprung selbst. Dies ist keineswegs ortlos gedacht: Die Apokalypse zeichnet nach der Zerstörung den neuen Himmel und die neue Erde, in deren Mitte die Stadt aus Licht und Schönheit steht.

So gibt es paradoxerweise den christlichen Protest gegen das Sterben – als das Unnatürliche und der Würde des göttlichen Ebenbildes Widerstrebende, ebenso wie das Sterben Jesu nicht „in Ordnung", sondern übernommener „Sold der Sünde" war[12]. Andererseits wird im sterbenden

[12] *Röm* 6, 22.

Zerbrechen die endgültige Identität freigesetzt, nicht automatisch, sondern willentlich: im Zustimmen zu der irdisch verdeckten, wieder eröffneten Urähnlichkeit mit Gott.[13] Oder, was die dämonische Variante wäre, in der Verweigerung dieser Urähnlichkeit und dem Selbstseinwollen „aus sich heraus", der klassischen Versuchung des Urpaares in seinem „Anfang". Denn schmerzlich ist es, „das Herz zu öffnen, um sein Dunkel zu entriegeln."[14]

Von daher ist Sterben weder ein „naturhaft-unschuldiger" Vorgang noch ein gelassenes oder trotziges Einwilligen in den Tod, sondern Einwilligen in den Tod des Todes, wie Maximus Confessor formuliert, oder wie Johannes zugespitzt provoziert: „Wir werden den Tod nicht schauen in Ewigkeit."[15]

3. Kultur des Sterbens: Säkulare Lösungen seit der Neuzeit

Vorgaben in solcher Höhe und Herausforderung wie die zuletzt genannten werden in der Geistesgeschichte der europäischen Neuzeit nicht einfach mehr übernommen. Es entsteht das große Schauspiel wechselnder Inszenierungen des Sterbens, wie überhaupt die Metapher der Bühne und des Theaters wieder Platz greift und die einfältige Rolle des Lebens durch die wahre Wirklichkeit, das Abgeben der Rolle im Sterben, entlarvt wird.

„Morgen, und morgen, und dann wieder morgen,
Kriecht so mit kleinem Schritt von Tag zu Tag,
Zur letzten Silb' auf unserm Lebensblatt;
Und alle unsre Gestern führten Narrn
Den Pfad des stäub'gen Todes. – Aus! kleines Licht! –
Leben ist nur ein wandelnd Schattenbild;
Ein armer Komödiant, der spreizt und knirscht
Sein Stündchen auf der Bühn' und dann nicht mehr
Vernommen wird; ein Märchen ist's, erzählt

---

[13] 2 *Tim* 2, 11f: „Wenn wir mit Christus gestorben sind, werden wir auch mit ihm leben; wenn wir mit ihm geduldig ausharren, werden wir auch mit ihm herrschen."

[14] *von den Steinen* Wolfram (Hrsg.), Notkeri poetae liber ymnorum/Notker des Dichters Hymnenbuch, Bern/München, 1960, 28: „cor aperiens, ut clausa de ipso reserarent [apostoli]".

[15] *Joh* 11, 22. - Vgl. *Cuttat* Jacques Albert, Christliche und asiatische Spiritualität, in: Hochland 59 (1966), 119 - 133.

Von einem Dummkopf, voller Klang und Wut,
Das nichts bedeutet."[16]

Seit der Renaissance empfindet die Neuzeit gekränkt die Rückseite der erst entdeckten autonomen Herrlichkeit des Göttergleichen, der doch zugleich ein Wurm ist und Speise der Würmer. Sterben wird das unbeaufsichtigte Ventil in der hellen selbstbewußten Existenz des modernen Menschen. Neue Künste des Sterbens versuchen, die Daseinsfreude, die durch die Sterblichkeit irritiert ist, durch neue Lösungen des Unlösbaren zu wahren. Dazu drei Beispiele.

3.1 Dionysisch: Ausflammen im lustvollen Untergang

„[...]dann war ihr dieses traurige Hüten, dieses erbärmliche, sorgfältige Leben, wo der Körper den Geist regiert, bis er siech und armselig wird wie er selber, so verhaßt, daß sie gerne diese ganze in Funken verglimmende Lebenskraft in einem einzigen recht lohhellen Tage hätte ausflammen lassen", schreibt die Droste in ihrem fragmentarischen Roman *Ledwina*, den sie mit knapp 25 Jahren verfaßt (1819-1824)[17]. Sie intoniert damit traumsicher eine Seite im Lebensgefühl der Romantik: den Nachklang aller antiken Lust am Untergang, die Empedokles in den Ätna trieb[18]. Sterben als Rausch und triebhaft-lustvoll erfahren – unvergeßlich inszeniert im Todestanz des sterbenden Mercutio in Shakespeares *Romeo und Julia*, der im Kreis seiner Freunde, die noch nichts verstehen wollen, erst von einem „Kratzer" spricht, sich langsam, dann immer schneller in rasende Trunkenheit hineinsteigert, vom überlauten Schlagen eines unsicht-

---

[16] *Shakespeare* William (1564-1616), Macbeth (als Antwort auf die Botschaft, die Königin sei tot), V, 5, 22 - 28:
„To-morrow, and to-morrow, and to-morrow,
Creeps in this petty pace from day to day,
To the last syllable of recorded time;
And all our yesterdays have lighted fools
The way to dusty death. Out, out, brief candle!
Life's but a walking shadow; a poor player,
That struts und frets his hour upon the stage,
And then is heard no more: it is a tale
Told by an idiot, full of sound and fury,
Signifying nothing."

[17] *von Droste-Hülshoff* Annette, Sämtliche Werke, Darmstadt, 1966, 822.

[18] Hölderlin widmet diesem Szenarium drei Fassungen; s. „Der Tod des Empedokles", a.a.O., 379 - 483.

baren Herzens begleitet, und plötzlich in Totenstille hineinkippt[19]. Hier wird Lebenstrieb ausgelebt, die numinose Mächtigkeit des Daseins gefeiert im Verglühen – die Bangigkeit des Vorgangs wird überspielt, übertrotzt. Solches steckt auch in dem unglaublichen Gedicht des jungen Goethe an den „Schwager Kronos", in den hochmütigen Zeilen[20]:

„Weit hoch herrlich der Blick [Keine Zeit für ein Komma, notierte ein Germanist]
Rings ins Leben hinein [...]
Trunknen vom letzten Strahl
Reiß mich, ein Feuermeer
Mir im schäumenden Aug',
Mich Geblendeten, Taumelnden,
In der Hölle nächtliches Tor!
Töne, Schwager, dein Horn,
Raßle den schallenden Trab,
Daß der Orkus vernehme, ein Fürst kommt,
Drunten von ihren Sitzen
Sich die Gewaltigen lüften."

So spottet der 25jährige des „Schwagers" Tod und aller Götter dazu: Tod und Eros schmelzen zu *einer* Trunkenheit, die sogar die *Gewaltigen* hochreißt. *Ars moriendi*: hier ein unerhörtes Steigern der letzten Minuten zum dichtesten Leben – allerdings in allen obigen Texten von *jungen* Menschen ausgesagt.

3.2 Heroisch-kollektiv: Selbstopfer zugunsten eines Größeren

Während das dionysische Sterben individuell bleibt und tiefes Hängen am (unerschöpften) Leben verrät, kennt die Neuzeit auch den heldenhaften Untergang des Einzelnen, mehr noch des Kollektivs im größeren Ganzen, sei es Volk, Rasse oder Klasse oder andere ideologisch vernebelte Ziele. In seinem grau-anonymen „Wir" war das sozialistische

---

[19] Inszenierung von Leander *Haussmann* an den Münchner Kammerspielen, 1996. Vgl. das Gedicht von Josef *Weinheber* (etwa 1920):
„Ich liebe den Tod; den Tod im Schlaf
und den Tod im Wein."

[20] Johann Wolfgang *von Goethe*, An Schwager Kronos. In der Postchaise den 10. Oktober 1774, in: *Goethe*, *Werke*, Hamburger Ausgabe, hg. v. Erich *Trunz*, München (dtv), 1982, 48.

Kollektiv dazu angehalten, in die „lichte Zukunft“[21] der Klasse oder gleich der arbeitenden Menschheit, zumindest der Partei hineinzusterben. Gegenüber dem Rausch des dionysischen Untergehens greift hier eine Quasi-Rationalisierung, die an ihrem Grunde einen biologisch-materialistischen Zug trägt: die Energien des einzelnen werden der Gesamtheit wieder zugeführt. Zugleich bleibt der Einzelne nutzbringend eingegliedert, selbst sein Sterben darf kein Protest gegen die Vergesellschaftung werden. Wenn sich hier von einer Kunst des Sterbens sprechen läßt, dann von der Kunst der Ideologien, den unvertretbar eigenen Tod in den nebelhaften Tod für „die große Idee“ umzubiegen. Insofern ist das Individuum schon vor seinem Tod bewußtseinsmäßig als Individuum gestorben oder vielmehr getötet worden – was auch die gemeinsamen Selbstmordexzesse neuerer Sekten anzeigen. Dem Heroismus des Selbstopfers entspricht die Vergleichgültigung des Einzelnen.

3.3 Existentiell: Verwinden der Endlichkeit

Bei Heidegger (1889-1975) wird das gesamte Dasein ein Vorlaufen in den Tod, ein Sich-Voraus-Sein, voraus nämlich im Wissen um das eigene künftige Ende; dieser Gedanke bringt das Todesproblem erstmals wieder zurück in die philosophische Diskussion.[22] Thomas von Kempen hatte den Gedanken noch religiös gegenwärtig gehalten: *„Sterblicher, denk ans Sterben!“*[23] Heidegger bestimmt das Sterben aber philosophisch als einen jetzt schon währenden Modus des Daseins:

„'Der Tod' begegnet als bekanntes innerweltlich vorkommendes Ereignis. Als solches bleibt er in der für das alltäglich Begegnende charakteristischen Unauffälligkeit. Das Man hat für dieses Ereignis auch schon eine Auslegung gesichert. Die ausgesprochene oder auch meist verhaltene ‚flüchtige' Rede darüber will sagen: man stirbt am Ende auch einmal, aber zunächst bleibt man selbst unbetroffen[...] Wenn je dem Gerede die Zweideutigkeit eignet, dann dieser Rede vom Tode. Das Sterben, das wesenhaft unvertretbar das meine ist, wird in ein öffentlich vorkommendes Ereignis verkehrt, das dem Man begegnet[...] Das verdeckende Ausweichen vor dem Tode beherrscht die Alltäglichkeit so hartnäckig, daß im Miteinandersein die ‚Nächsten' gerade dem 'Sterbenden'

---

[21] So ein Transparent im Moskau der 80er Jahre, dem sich der ironische Romantitel von Andrei *Sinjawski* verdankt.

[22] Vgl. *Birkenstock* Eva, Heißt philosophieren sterben lernen? Antworten der Existenzphilosophie: Kierkegaard, Heidegger, Sartre, Rosenzweig, München, 1997.

[23] *Nachfolge Christi*, Buch 1, Kap. 23.

oft noch einreden, er werde dem Tode entgehen und demnächst wieder in die beruhigte Alltäglichkeit seiner besorgten Welt zurückkehren[...] Das Man besorgt dergestalt eine ständige Beunruhigung vor dem Tod. Sie gilt aber im Grunde nicht nur dem ‚Sterbenden', sondern ebenso sehr den ‚Tröstenden'[...] Das Man läßt den Mut zur Angst vor dem Tode nicht aufkommen[...] Die als Furcht zweideutig gemachte Angst wird überdies als Schwäche ausgegeben, die ein selbstsicheres Dasein nicht kennt."[24]

Sofern Dasein sich selbst immer vorausläuft, ist es bereits eine Art Sterben. „Kunst" bestünde darin, sich von dem „Man" freizuhalten, das das je eigene Sterben zum allgemeinen Gesetz erklärt und deswegen keine existentielle Bewältigung brauche. Stattdessen wäre *ars moriendi* das gelassene Einstimmen in das existenzdurchwirkende Enden – hinter dem bei Heidegger „Nichts" steht. Allerdings erweist sich das Einstimmen doch – wegen des Nichts – in seinem Grundgestus als ein Verwinden, Sich-Abfinden.

In der Folge Heideggers ist ein Teil der heutigen Philosophie ausgesprochene Thanatologie[25], sogar mit einem Hang zur „Vergöttlichung" des Todes, durch den der Mensch erst er selbst sei. Kein Protest also gegen das Sterben, sondern Sterben als Kunst der Akzeptanz des Zerstörtwerdens. Da das Sein – schon seit Nietzsche – nur noch mit dem Endlichen gleichgesetzt wurde, erhebt sich das Nichts als letzte Macht.

Das Lob der Vergänglichkeit, das Thomas Mann anstimmt, gehört bei allem Wohllaut in diesen Zusammenhang des abschließenden Nichts: „Vergänglichkeit ist die Seele des Seins, ist das, was allem Leben Wert, Würde und Interesse verleiht, denn sie schafft Zeit. – Wo nicht Vergänglichkeit ist, nicht Anfang und Ende, Geburt und Tod, da ist keine Zeit – und Zeitlosigkeit ist das stehende Nichts[...] Zu den wesentlichsten Eigenschaften, welche den Menschen von der übrigen Natur unterscheiden, gehört das Wissen von der Vergänglichkeit[...] Ihm ist gegeben, die Zeit zu heiligen[...] und mit ihrer Hilfe dem Vergänglichen das Unvergängliche abzuringen."

Abgesehen davon, daß es so zu einer ungeheuren Steigerung des Daseinsgefühls kommen kann, liegt doch in solchen Zeilen eine merkwürdig stumme Verzweiflung: ein immer schon verlorengehender Wettlauf mit der Zeit.

---

[24] *Heidegger* Martin, Sein und Zeit, Halle, 1927, 253f.

[25] *Ebeling* Hans, Einleitung: Philosophische Thanatologie seit Heidegger, in: *Ebeling* (Hrsg.), Der Tod in der Moderne, Königstein, 1979, 11 - 31.

4. Was also gehört zur Kunst des Sterbens?

Sterben ist ein so offenbares Zerbrechen der Identität, daß dieser Vorgang nach einer Antwort drängt. Diesem Zerbrechen gerecht zu werden, bemühen sich alle Kulturen und Religionen, selbst die Säkularate, die es mittlerweile gibt. So gut manches davon klingt, muß es doch an der Erfahrung des Zerstörtwerdens gemessen werden, die im Sterben nicht wegzudeutende Konturen erhält. Zu sehr wird der Mensch aus seiner hiesigen Einwurzelung herausgezogen, als daß er nicht einen Sinn des Unbegreiflichen sucht. Sinn meint ja Richtung, über faktische Kausalität hinaus. Ein Zweck der Natur macht noch nicht den Sinn des Menschen aus. Was erschließt und verhüllt sich am Grunde des Zerbrechens?

Sterben vollzieht sich *auch* als ein Teil der Natur, als biologischer Abbau. Dennoch enthält es die Erfahrung einer so erschreckenden menschlichen Nichtidentität, einer dem üblichen Willen entzogenen, sichtbar werdenden Hilflosigkeit, daß sie eine andere Antwort als die naturhafte fordert. Das naturhafte Sterbenmüssen ist ja gerade die Beleidigung des Menschen, das Nichtseinsollende. Auf dem Grabmal für den Edlen von Azzelricht in St. Martin in Amberg von 1790 steht lapidar-barock:

Homo
Humus, fumus, limus, fimus,
Vapor, foetor, cinis, finis.
Non homo

Der Mensch
Erde, Rauch, Lehm, Dreck,
Dampf, Schmutz, Asche, Ende.
Nicht Mensch

Zwischen Mensch und Nicht-Mensch spannt die Natur den Bogen, zwischen Geist und Dreck. Sterben macht die Nichtautonomie des Menschen offenbar, seine Verwandtschaft mit dem Lehm tritt entmündigend hervor.

Aus solch gnadenloser Erfahrung stammen die Stimmen von heute, die im Namen der Autonomie des Menschen auch das autonome Sterben fordern – allein oder im assistierten Suizid, jedenfalls mit hygienischen

Methoden vollzogen, nach gebührendem Abschied von den anderen.[26] Bezeichnenderweise aber doch allein: Der mündige Entschluß zur Selbstentmündigung, die autonome Einleitung des nichtautonomen Sterbens sollen nicht beobachtet werden. Etwas an der „Natur" ist dem Menschen doch zuwider und bedarf keiner Zeugen.

Die plurale, aber auch die säkularisierte Welt hat den jüdisch-christlichen Entwurf in Europa gegenwärtig in eine gedankliche Defensive gedrängt. Stattdessen ziehen andere religiöse Kulturen überraschend nach.[27] Auch die Stimmen des säkularen Raumes mehren sich, die dem geheimnisvollen Vorgang des Sterbens mehr abgewinnen wollen als das pure Enden. Kann eine Kultur *als Kultur* wirklich umgehen mit der Vorstellung des Nichts hinter dem Sterben?

„O ihr Armen, die ihr das fühlt, die ihr auch nicht sprechen mögt von menschlicher Bestimmung, die ihr auch so durch und durch ergriffen seid vom Nichts, das über uns waltet, so gründlich einseht, daß wir geboren werden für Nichts, daß wir lieben ein Nichts, glauben ans Nichts, uns abarbeiten für Nichts, um mählich überzugehen ins Nichts – was kann ich dafür, daß euch die Knie brechen, wenn ihrs ernstlich bedenkt?[...] Wenn ich hinsehe ins Leben, was ist das Letzte von allem? Nichts. Wenn ich aufsteige im Geiste, was ist das Höchste von allem? Nichts."[28]

Sterben läßt sich, wenn man empirischen Untersuchungen traut, besser, wenn der Sterbende ein Ziel hinter den hiesigen Zielen kennt: Religiöse Menschen sterben leichter[29]. Wie verächtlich und gleichwohl ausweglos liest sich doch der Spott Brechts über das krampfhafte Hangen am Leben: „Denn nach jedwedigem Eiland späht die Mannschaft des brüchigen Kahnes!/Und ihm ist genug auf der Welt, daß der Sterbende kämpft, doch die Frühe/Noch zu erleben und noch das dritte Krähen des

---

[26] So zuletzt Martin *Walser* in einem Interview in der „Bunten" vom Dezember 1998, worin er seinen eigenständigen „Schluß" für später ankündigte – welchen Gedanken er nach weiteren 200 Jahren für selbstverständlich hielt.

[27] Seit Jahren trifft das Tibetanische Totenbuch auf erstaunliches Interesse unter den Studierenden.

[28] *Hölderlin* Friedrich, Hyperion, a.a.O. 256.

[29] Die Forschungsergebnisse der letzten Jahre in USA, Kanada und Deutschland zur eindeutig positiven Wechselwirkung zwischen Religiosität und Gesundheit bis hin zum Sterbeverhalten sind (mit Bibliographie der wissenschaftlichen Literatur) zusammengefaßt bei: *Pompey* Heinrich, Religiosität und Leidbewältigung. Ihre Bedeutung für die psycho-soziale Patientenbegleitung, in: Heilen. Ärzte, Apotheker, Pflegeberufe, Seelsorger im Gespräch 3 - 4, Bonn, 1998, 28 - 42.

Hahnes."[30] Dagegen steht der Satz: „Er fürchtete sich nicht zu sterben und weigerte sich nicht zu leben"[31] - heiterer Gleichmut eines Gläubigen, dem diese Welt und die kommende gleichermaßen „recht" munden: in der Urbedeutung von *sapientia.*

Anders gewendet: Alles entscheidet sich daran, ob der Sterbende sich auf ein Ziel hinter den hiesigen Zielen „verläßt", im schönen Doppelsinn des deutschen Wortes: von sich – und allen anderen Gütern – weggeht und dabei vertraut, bei etwas Gutem anzukommen. Es ist die Prärogative der monotheistischen Religionen, daß dieses Gute ein Antlitz trägt, ein *Guter* ist. Es ist die Prärogative des Christentums, daß dieses wartende und erwartete Antlitz selbst auch ein sterbendes war, ja als Sterbender abgebildet wird.[32] „Wenn mir am allerbängsten wird um das Herze sein, so reiß mich aus den Ängsten kraft deiner Angst und Pein." Und es gehört noch einmal zur selben Prärogative, daß das göttliche Sterben wie das eigene Nach-Sterben als Überwindung und Umkehrung des Todes in gelöstes Leben verstanden wird: „Zur Beute wird der Räuber aller, das Lamm besiegte den Löwen."[33]

Man mag solchen Bildern, solchen Aussagen der „Sinnkehre" nicht trauen. Es ist einzuräumen, daß Philosophie, zumal moderne, zu solchen Ergebnissen im Denken nicht kommt, ja sie verweigert. Zur *ars moriendi* gehört aber nicht das Denken, das immer, sachlich gesehen, im Abstand zur eigenen Existenz bleibt – wovon Hans Blumenberg bissig sagte: „Philo-

[30] *Brecht* Bertold, Von der Willfährigkeit der Natur, in: Die Gedichte von Bertold Brecht in einem Band, Frankfurt, 1981.

[31] Sulpicius *Severus* (um 360-420), Dritter Brief an Bassula, Vers 16, über das Sterben des Martin von Tours (+8.11.397).

[32] *de Chardin* Pierre Teilhard, Lobgesang des Alls, Olten/Freiburg o.J., 53, beschrieb als Sanitäter im Ersten Weltkrieg die visionäre Veränderung einer schlichten Ikone: „Doch während ich brennend meinen Blick in die Augensterne Christi tauchte, die zu einem Abgrund faszinierenden und blühenden Lebens geworden waren, da sah ich aus dem Grund eben dieser Augen wie eine Wolke etwas aufsteigen, das die Mannigfaltigkeit verwischte und überschwemmte, die ich Ihnen beschrieben habe. [...] Und ich blieb verwirrt stehen. Denn diesen letzten Ausdruck, der alles beherrscht hatte, alles zusammengefaßt hatte, konnte ich nicht entziffern. Es war mir unmöglich zu sagen, ob er eine unsagbare Agonie oder ein Übermaß triumphierender Freude verriet! – Ich weiß nur: seitdem glaube ich ihn in dem Blick eines sterbenden Soldaten von neuem gesehen zu haben. Augenblicklich verschleierten sich meine Augen durch Tränen. Doch, als ich von neuem hinschauen konnte, hatte das Bild Christi, in der Kirche, seine allzu strenge Kontur und seine starren Züge wieder angenommen."

[33] *Ennodius*, Hymnus Iam Christus ascendit polum, in: Andreas *Schwerd* (Hrsg.), Hymnen und Sequenzen, München, 1954, 39: Christus als paradoxaler Besieger des Todes, *"Est praeda raptor omnium". "Agnus leonem evixerat".*

sophen sind Leute, von denen sich frivolerweise sagen läßt, daß sie professionell sterben"[34]. Das Professionelle weicht vielmehr einem Vollziehenmüssen eben dieser Existenz bis in ihre eigenen, sich entziehenden Tiefen, in die das Sterben am unergründlichsten hinabführt. *Sterben ist unaufhaltsamer Verlust der Selbstmächtigkeit, auf der das Denken formal aufbaut. Zum eigenen Sterben verhält sich der Sterbende daher nicht denkend, sondern erleidend.*

Zur *ars moriendi* gehört das Sich-Einlassen und Einüben auf solche bereits jetzt wartende, nicht selbstherrliche, geheimnisvoll entzogene Tiefe der eigenen Existenz. Das bedeutet von der Sache her das immer wieder zu trainierende Loslassen der hiesigen Güter, das Bestellen des Hauses für die Nächsten, das Bereinigen der Schulden im Plural wie im Singular (im Absoluten gibt es auch Absolution!) – alles Lastende gewissermaßen „hinter sich" lassend. „Vor sich" aber das Ausstrecken nach dem Neuen, nach der gebieterischen Wirklichkeit, die den „äußeren Menschen vernichtet, damit der innere erneuert wird"[35]. *Sterben will als Durchgang zum Leben verstanden werden.*[36]

Selbst *exitus* heißt Ausgang, wie es ja eine Fülle von Weg- und Wandermetaphern für das Sterben gibt.[37] Wandern macht aber nur Sinn, wenn es ein Hinübergehen meint, ebenso wie eine Brücke nur Sinn macht, deren Wölbung auf dem anderen Ufer aufruht. Solche Zusammenhänge lassen sich nicht „beweisen", sie lassen sich aber mit anderen Entwürfen vergleichen, in welchen das eigene Antlitz vergeht oder austauschbar bleibt oder sonst eine Unerlöstheit festgehalten wird. Um dieses Aufbrechen in eine neue Welt kämpfte schon der Sterbende in dem alten Holzschnittbuch. Wohlgemerkt: in eine neue Welt und nicht in eine reduplizierte alte. So verbieten sich die Beschreibungen des Kommenden, sofern sie kindliche Verlängerungen des Diesseits, durchsichtiges Festhalten am Gewohnten

---

[34] Zit. nach Henning *Ritter*, Der Arbeiter. Zum Tod von Hans Blumenberg, in: FAZ vom 4.4.1996, 33.

[35] 2 *Kor* 5, 1.

[36] *Ambrosius*, De bono mortis (387/388), cap. 15: „Wir schreiten alle durch diesen Tod. aber du mußt standhaft hindurchschreiten. Der Durchgang führt von der Vergänglichkeit zur Unvergänglichkeit, von der Sterblichkeit zur Unsterblichkeit, vom Sturm zur Stille. So soll das Wort Tod dich nicht verwirren, sondern die Wohltaten eines guten Durchgangs sollen dich freuen."

[37] *Strabo* Walahfrid, Mönch der Benediktinerabtei Reichenau, verarbeitet in seiner berühmten *Visio Wettini* die geträumte Jenseitswanderung seines Lehrers Wetti, von der dieser am 3. 11. 824 auf dem Sterbelager berichtet hatte: ein Prototyp von Dantes *Göttlicher Komödie*.

sind. Früheren Zeiten gelingt es sprachlich oft besser, nicht die illusionäre, sondern die erwartete große Umwandlung kenntlich zu machen, deren Anfang das Sterben ist: „Weil du den Weizen liebst, streust du den Weizen aus. Weil du dein Leben liebst, gieße dein Leben aus."[38] Sterben kann der, der das kommende Leben liebt. Mehr noch: der es nicht sachhaft als *das* Leben, sondern als *den* Lebendigen, antlitzhaft, anzutreffen hofft.

---

[38] *Augustinus*, o. Nachweis. – Sprachlich kraftvoll auch die wenig bekannte Stelle bei Hugo von *St. Victor* (1096-1141), In nativitatem sermo: „Der Tote behält auch drüben die Zärtlichkeit seines Herzens. Das Gewand der Herrlichkeit, womit er bekleidet ist, läßt ihn nicht unsere Armut vergessen noch seine eigene Barmherzigkeit. Nein, er wohnt jetzt nicht im Land des Vergessens, noch in einem Land großer Aufgaben, die ihn ganz in Anspruch nehmen. Nicht mehr die Erde ist seine Wohnung, sondern der Himmel. Und der Himmel, der die Toten aufnimmt, glaubst du, daß er sie hart macht und ihnen ihre Zärtlichkeit nimmt? Brüder, die außerordentliche Größe des Himmels macht das Herz weit, verengt es nicht. Er macht den Geist freudig und entfremdet nicht den einen vom andern. Er nimmt die Liebe nicht weg, sondern vermehrt sie nur noch. Im Licht Gottes ist die Erinnerung wie ein strahlender Himmel, der sich nicht mehr bewölkt. Im Licht Gottes lernt man, was man nicht wußte, und vergißt nicht mehr, was man wußte."

Ars dimittendi

Hans-Bernhard Wuermeling

Der ars moriendi seines Patienten vermag der Arzt mit keiner entsprechenden Kunst beizustehen. Er hat nur die ars mortem vincendi gelernt, die Kunst, den Tod zu besiegen. Was heißt aber besiegen? Letztlich zielt der Arzt auf eine ars mortem necandi, die Kunst, den Tod zu töten, ihn also nicht nur hinauszuschieben sondern ihn endgültig zu überwinden.

Es mag sein, daß diese Vorstellung nicht jedem Arzt bewußt ist. Doch werden die wenigsten Ärzte eine Alternative dazu anzubieten haben. Ohne jede Scheu haben die Gründer der heutigen Münchner medizinischen Fakultät, als sie noch in Ingolstadt residierten, ihr Ziel einer endgültigen Überwindung des Todes zum Ausdruck gebracht. Zwischen ihrem anatomischen Theater und ihrem botanischen Garten hatten sie dazu ein symbolisches Grabmal errichtet. In klassischem Latein und an klassische Formulierungen anknüpfend konnte man darauf lesen: „Wanderer, gehst du hier vorüber, so gedenke dessen, der hier begraben liegt. Es ist der Tod selbst, der durch unsere ruhmreiche Tätigkeit ins Gras hat beißen müssen. Hier nämlich zwischen unserem anatomischen Theater, das für unsere Diagnostik steht, und unserem botanischen Garten, in dem unsere Heilmittel wachsen."

Für solche Vorstellungen lassen sich bis in unsere Gegenwart zahlreiche Belege finden, zuletzt die Absicht, durch Klonen den Individualtod zu überwinden.

Doch ist eine ärztliche ars mortem vincendi oder necandi, also die Absicht und gewünschte Kunst, den Tod zu besiegen oder ihn gar aus der Welt zu schaffen, gegenläufig zu einer ars moriendi seines Patienten, die ja den Tod letztlich als Sieger und Überwinder akzeptiert. Man muß also fragen, welche Kunst des Arztes, wenn es denn eine passende gibt, der ars moriendi seines Patienten zu Hilfe kommen soll.

Im Arzt-Patienten-Verhältnis wird der Arzt gewöhnlich als der aktive, heilende, der Patient dagegen als der passive, geheilt werdende angesehen. Müßte dann nicht auch dem passiven mori, dem schließlich eingewilligten Sterben des Patienten, des Arztes aktives necare, also ein Töten entsprechen? So daß des Patienten ars moriendi nach der Ergänzung durch des Arztes ars necandi, einer Tötungskunst also, geradezu verlangt? Ist nicht der als Leibesingenieur verstandene Arzt sogar zum Töten verpflichtet, wenn der Patient in seinen Tod eingewilligt hat? Ist nicht, wie es der kürzlich verstorbene Hackethal verlangt hat, die Mitleidstötung ein Patientenrecht und eine Arztpflicht?

Weltweit wird in diesem Sinne Euthanasie gefordert. Keineswegs hilft dagegen das Erinnern an das, was auf der geistigen Grundlage des Juristen Binding und des Psychiaters Hoche als Tötung lebensunwerten Lebens von den Nationalsozialisten in mörderische Praxis umgesetzt wurde.

Natürlich will man heute mit dieser Praxis nichts zu tun haben. Heute soll es ja nicht um die Interessen des Kollektivs oder der Volksgemeinschaft an der damals sogenannten Beseitigung von Ballastexistenzen gehen. Vielmehr soll das Töten nur auf die Fälle beschränkt werden, in denen der Einzelne selbst sein Leben beenden will. Aber schon die holländische Praxis zeigt, daß es genügt, wenn Arzt und Verwandte meinen, daß der Lebensunwerte nicht mehr leben will, um straflos töten zu dürfen.

Das slippery-slope-Argument gegen die Euthanasie, das der Verweis auf die holländische Praxis stützen soll, hilft dem Arzt aber nichts, der nur seine ars mortem vincendi oder ars mortem necandi, also den Tod zu bekämpfen gelernt hat. Denn er verfügt in der Regel über keine auf die ars moriendi seines Patienten passende Kunst. Es müßte die Kunst sein, den Kampf gegen den Tod zum richtigen Zeitpunkt aufzugeben, den Tod zu akzeptieren, palliative Hilfen zu gewähren und den Patienten aus dem Kampf um sein Leben zu entlassen. Nennen wir diese Kunst eine ars dimittendi, eine Kunst des Loslassens, des Gehenlassens, des Sterbenlassens, des Entlassens – nicht ohne Bezug zu dem Wort des greisen und lebenssatten Simeon „Nunc dimittis servum tuum in pace,“– Nun entlässest du deinen Knecht in Frieden.

Damit gibt der Arzt aber ein Teilziel seines beruflichen Handelns, gewöhnlich das wichtigste, auf, nämlich die Erhaltung des Lebens seines Patienten. Das bedeutet nicht etwa Behandlungsabbruch. Vielmehr rückt ein anderes Teilziel in den Vordergrund, nämlich die Erhaltung und Verbesserung seiner Lebensqualität. Man soll nicht sagen, es gehe jetzt darum, dem Patienten ein Sterben in Würde zu ermöglichen. Unter dieser Formulierung könnte sich eine Tötungsabsicht verstecken: Sterben ermöglichen. Vielmehr geht es darum, dem Patienten bis zu seinem weder für ihn noch für den Arzt verfügbaren Tode ein Leben in Würde zu ermöglichen. Das ist eindeutig, und man kann dazu dann Palliativmedizin sagen.

Doch bereitet dem Arzt ebenso wie dem Patienten die Umstellung von einer kurativen auf eine palliative Medizin psychologische Schwierigkeiten, von denen ein Teilaspekt besprochen werden muß, nämlich das Unterscheiden von Töten und Sterbenlassen.

Die Unterscheidung von Töten und Sterbenlassen wird nämlich nicht nur von den Befürwortern der Euthanasie geleugnet und bestritten, sondern auch von ihren fundamentalistischen Gegnern. Unter den Befürwortern der Euthanasie nenne ich an dieser Stelle den australischen Bioethiker Peter Singer. Als Utilitarist beurteilt er die Moralität einer Handlung nur nach ihren Folgen. Dem Unterlassen lebenserhaltender Maßnahmen, also dem Sterbenlassen, folgt aber der Tod in gleicher Weise wie dem Töten. Daraus schließt Singer, daß er, wenn er sterben lassen dürfe, auch töten dürfe. Aus seiner utilitaristischen Sicht sind Töten und Sterbenlassen darum ununterschieden.

Seine fundamentalistischen Gegner machen aber nun auch keinen Unterschied zwischen Tun und Lassen und meinen deswegen, weil Töten verboten sei, müsse das Sterbenlassen genauso verboten sein.

Wer darum eine ars dimittendi, also eine Kunst des Sterbenlassens, vertreten will, der muß versuchen, seinen Standpunkt zwischen diesen beiden Extremen zu finden und zu befestigen. Das soll über eine differenzierende Betrachtung des Begriffes „Recht auf Leben" versucht werden.

Der Begriff „Recht auf Leben" ist zunächst in rein defensivem Sinne zu verstehen, als ein Verteidigungsrecht also. Das bedeutet, daß mein Leben mir nicht genommen werden darf. Niemand darf mich töten. Die gesellschaftliche Antwort auf dieses mein Recht ist das Tötungsverbot. Läßt man die drei klassischen Ausnahmen außer Acht, nämlich das Töten im Krieg und in Notwehr sowie die Todesstrafe, dann gilt das Tötungsverbot absolut. Das bedeutet, daß es von den Umständen und jeweiligen Bedingungen der Situation unabhängig einzuhalten ist.

Nur beim Töten durch Unterlassen spielen die Bedingungen eine Rolle. Es wäre dies ein sogenanntes unechtes Unterlassungsdelikt, zu dessen Tatbestand gehört, daß eine in der jeweiligen Situation geschuldete Handlung unterbleibt. Welche Handlungen in der jeweiligen Situation geschuldet sind, läßt sich aber nicht einfach aus dem defensiv verstandenen Lebensrecht herleiten. Vielmehr ist dazu ein über den defensiven Charakter des Lebensrechtes hinausgehendes, weiter gefaßtes und andersartiges Verständnis vom Recht auf Leben erforderlich.

Recht auf Leben ist nämlich über das Defensivrecht hinaus ein Teilhaberecht. Durch seine Existenz hat jeder Mensch einen Anspruch auf die Teilhabe an den Mitteln zum Leben, und zwar an den materiellen Dingen ebenso wie an den Leistungen der Mitmenschen. Auch auf dieses Teilhaberecht gibt es eine gesellschaftliche Antwort. Sie besteht in dem Gebot der Solidarität, also der Pflicht der Menschen, füreinander einzustehen.

Im Gegensatz zu dem unbeschränkten, absoluten defensiven Recht auf Leben und dem demzufolge bedingungslos geltenden Tötungsverbot ist dieses Teilhaberecht aber keineswegs absolut. Es ist vielmehr ein relatives Recht, ein Recht nämlich, dessen Umfang sich erst aus der Situation, aus den jeweils herrschenden Bedingungen ergibt. Es ist kein unbedingtes sondern seiner Natur nach ein bedingtes Recht. Das Teilhaberecht hat seine Grenzen. Und diese ergeben sich einmal aus den jeweiligen Bedürfnissen, dann aus der Beziehung des Verpflichteten zum Inhaber des Rechtes und schließlich aus den zur Verfügung stehenden Ressourcen.

Die Bedürfnisse – erstens – kennzeichnen die Bedingungen, die in der jeweils betroffenen Person liegen. Das Neugeborene kann überhaupt noch nicht für sich selber sorgen und hat deswegen maximale Bedürfnisse: es muß gestillt, gewickelt, gereinigt und gewärmt werden. Beim Kind fallen einige Bedürfnisse weg, für die andere entstehen, nach Schutz und Bildung etwa. Der Jugendliche braucht Ausbildung, der Kranke Behandlung, der Alte Lebensunterhalt.

Zweitens kennzeichnet die Beziehung des jeweils Verpflichteten zum Inhaber des Lebensrechtes die relationalen Bedingungen. Eltern sind zur Ernährung und den Unterhalt ihrer Kinder sehr direkt verpflichtet, während diese Fremden gegenüber ohne weiteres keine Ansprüche haben.

Drittens sind die Ressourcen für die Mittel zum Leben, seien sie materieller oder personeller Art, nie unbegrenzt und limitieren deswegen den Teilhabeanspruch, der somit auch ökonomischen Bedingungen unterliegt.

Aus diesen drei Bedingtheiten folgt, daß die Ansprüche auf die Mittel zum Leben, wie sie aus dem Recht auf Leben als einem Anspruchsrecht folgen, niemals absolute, unbedingte sein können, sondern ihrer Natur nach begrenzt sind.

Diese Feststellung ist deswegen sehr wichtig, weil mit ihr der These begegnet werden kann, aus dem Recht auf Leben folge ohne weiteres, daß jeder jederzeit das Recht auf alle Mittel zur Erhaltung seines Lebens habe. Vielmehr hängt dieses Recht in der jeweiligen Situation von seiner Bedürftigkeit, vom Verpflichtungscharakter des zur Hilfe Verpflichteten und vom Vorhandensein der Ressourcen ab.

Man könnte einfacher sagen, daß sich der Anspruch auf die jeweils angemessenen, die verhältnismäßigen Mittel beschränke. Die alte Moraltheologie kannte dafür den Ausdruck „media ordinaria", die ordentlichen Mittel, die sie von den media extraordinaria, den außerordentlichen Mitteln unterschied, auf die niemand ein Recht hatte.

Das Kriterium der Verhältnismäßigkeit der Mittel galt nun aber nicht nur für die Ansprüche, die man gegenüber anderen erheben konnte, sondern auch für die Pflichten, die jeder sich selbst gegenüber hat.

Auch zur Erhaltung seines eigenen Lebens, ist daraus zu folgern, hat man nur die verhältnismäßigen Mittel anzuwenden – und kann man nur die verhältnismäßigen Mittel beanspruchen.

Was aber ist verhältnismäßig, angemessen, ordentlich und nicht außerordentlich? Sicher ist, daß ein Mittel nicht per se verhältnismäßig sein kann. Der Ausdruck kann vielmehr nur besagen, daß es in einem Verhältnis zu etwas anderem beurteilt werden muß. Das andere aber ist das, was mit der Anwendung des Mittels erreicht werden soll. Es kommt also darauf an, ob man die Anwendung eines Mittels in einer konkreten Situation im Verhältnis zu dem, was damit erreicht werden soll, als angemessen, eben als verhältnismäßig betrachtet.

In der Medizin wird dies zunächst der Arzt aus seiner diagnostischen, therapeutischen und prognostischen Überlegung heraus zu beurteilen haben. Letztlich entscheidet aber der Patient, ob er dem ärztlichen Urteil folgen wird.

So kann er etwa eine Chemotherapie, die sein durch eine Krebserkrankung bedrohtes Leben etwas verlängern könnte, ablehnen, weil er die mit dieser Therapie verbundenen Belastungen für die Lebensverlängerung nicht in Kauf nehmen will. Oder er kann sie akzeptieren, weil er bestimmte Ereignisse noch erleben oder bestimmte Aufgaben noch erfüllen will.

In diese Beurteilung seiner Chancen und Risiken geht für den Patienten auch der Faktor Lebensqualität ein. So kann – und darf er auch – zu dem Schluß kommen, daß er beispielsweise für ein Leben mit erheblich geminderter Lebensqualität keine lebenserhaltende Behandlung wünscht. Eine solche Weigerung bindet den Arzt, wenn sie aus dem freien Willen des Patienten folgt. In einem solchen Fall ist der Arzt nicht verpflichtet, dennoch lebenserhaltende Maßnahmen einzusetzen, ja, er ist dazu nicht einmal berechtigt, weil er sie nämlich gegen den Willen des Patienten ausführen würde.

Dies gilt für den Patienten, der in der Lage ist, einen Willen zu bilden und zum Ausdruck zu bringen. Wie aber soll es für den willensunfähigen, also etwa den bewußtlosen Patienten gelten? Kann dieser Vorausverfügungen treffen? Oder ist er in solchen Entscheidungen vertretbar?

Vorausverfügungen werden in den meisten Fällen ohne Kenntnis der konkreten Situation getroffen, in der sie wirksam werden sollen. So wie die Einwilligung des Patienten in eine Behandlung der Aufklärung bedarf, so bedürfte die Vorausverfügung des Wissens um Chancen und Risiken in der Situation, in der sie gelten soll. Darum muß in jedem einzelnen Fall geprüft werden, ob eine Vorausverfügung auch noch in der jeweiligen Situation getroffen werden würde, mit anderen Worten, was denn jetzt der mutmaßliche Wille des Patienten ist. Die Vorausverfügung mag ein wichtiger Anhalt dafür sein, sie ist aber nicht einfach dem mutmaßlichen Willen gleichzusetzen. Dieser ist vielmehr in der Situation und in Bezug auf sie zu ermitteln.

Dabei muß der Arzt, dem diese Erforschung letztlich obliegt, nicht notwendig zu dem Schluß kommen, daß der Patient jede nur mögliche lebenserhaltende Maßnahme wünscht, also Leben um jeden Preis. Dem zuvor Gesagten entsprechend muß es dem Arzt auch möglich sein anzunehmen, daß der Patient in der vorliegenden Situation auf solche Maßnahmen verzichten würde, weil er sie mutmaßlich, seinen Tod in Kauf nehmend, als unverhältnismäßig ansieht.

Dabei fällt der Arzt kein Urteil über den Lebenswert seines Patienten. Und er tötet nicht, wenn er den Patienten – dessen mutmaßlichem Willen entsprechend – keine lebenserhaltende Behandlung mehr zukommen sondern ihn sterben läßt.

Nun ist allerdings zuzugeben, daß diese Überlegungen, so richtig und logisch zwingend sie sein mögen, in die Praxis umgesetzt ein ungeheueres Mißbrauchspotential in sich bergen, insbesondere dann, wenn sie sich nicht nur auf unmittelbar Sterbende beschränken sollte. Ihre Ausweitung auf Menschen im Wachkoma (chronischer vegetativer Status) und verwandten Zuständen ist in Deutschland von der Rechtsprechung zugelassen, durch die Gesichtspunkte der deutschen Bundesärztekammer zur ärztlichen Sterbebegleitung gedeckt und in der Schweiz von den Richtlinien der Schweizerischen Akademie der Medizinischen Wissenschaften gebilligt.

Alle diese – sagen wir einfach – Richtlinien verlangen für die Beendigung lebenserhaltender Maßnahmen wegen der besonderen Mißbrauchsgefahr eine konkrete frühere Willenserklärung des Betroffenen. In Deutschland bedarf die Einwilligung eines Bevollmächtigten oder eines gerichtlich bestellten Betreuers zur Einstellung lebenserhaltender Maßnahmen darüber hinaus noch der Genehmigung durch das Vormundschaftsgericht.

Immer aber ist von dem mutmaßlichen Willen des Betroffenen auszugehen. Aus diesem Grunde sind Vorausverfügungen unverzichtbar. Eine besondere Form der Vorausverfügung ist die Bestellung einer Vertrauensperson, die im gegebenen Fall den Arzt über die Lebenseinstellungen und Vorstellungen des Patienten informieren kann, und der gegenüber der Arzt verpflichtet wird, alle Informationen über den Gesundheitszustand seines Patienten zu geben und gleichzeitig sein geplantes Handeln oder Unterlassen zu begründen. Dabei ist die Vertrauensperson nicht entscheidungsberechtigt, und die Verantwortung bleibt eindeutig letztlich beim Arzt. In diesem Falle bedarf es des Vormundschaftsgerichtes nicht. Juristisch gesehen handelt es sich also um eine „weiche" Lösung, die ich gegenüber der juristisch „harten" für die humanere und praktikablere halte.

Der Vollzug des Übergangs von einer kurativen zu einer palliativen Medizin, der in fast jedem einzelnen Menschenleben einmal mehr oder weniger deutlich erforderlich sein wird, muß als Gegenstück zur ars moriendi der Patienten ins Bewußtsein der Ärzte gehoben und gelernt werden. Diese ars dimittendi zu beherrschen wird das einzige Mittel sein, die neu drohende Euthanasiewelle aufzuhalten und zu brechen, weil nur sie einer humanen Akzeptanz der Endlichkeit des Menschen entspricht.

Unantastbarkeit des Lebens – Grenzen der Selbstbestimmung

Günther Pöltner

Das „Recht auf selbstbestimmtes Leben", so heißt es in einem ‚Manifest für die Selbstbestimmung' mit dem Titel ‚Menschenwürdig Sterben' (am 11. Februar 1998 Nationalratspräsident *Fischer* übergeben), schließe das „Recht auf selbstbestimmtes Sterben im Rahmen unabänderlicher Zwänge" ein. Jeder Mensch müsse das „Recht haben, über das Wann und Wie seines Endes zu entscheiden. Nur dieses Recht garantiert menschenwürdiges Sterben".

Diese Sätze können als repräsentativ für die gegenwärtige Debatte um die Tötung auf Verlangen (und ihre Legalisierung) gelten. Die *Achtung der Selbstbestimmung* (des Euthanasiewilligen) sowie die *Befreiung von unerträglichen Schmerzen* (meist in Verbindung mit dem Mitleidsargument) gelten als die Hauptgründe für die direkte aktive Euthanasie. Als dritter Grund wird die *moralische Irrelevanz des Unterschieds von Tun und Unterlassen* angesichts der Gleichheit der Konsequenzen – des Todes des Patienten – angeführt.

Schließt Selbstbestimmung das Recht ein, unter gewissen Bedingungen (z.B. unerträgliche Schmerzen eines Todkranken) getötet zu werden? (Unter Recht ist nicht ein positives, staatlich erlassenes Recht, sondern ein moralischer Anspruch mit entsprechender moralischer Verpflichtung gemeint.) Gehört dies zu einem menschenwürdigen Sterben, so daß menschen*un*würdig stirbt, wem dieses Recht versagt, d.h. wer nicht getötet wird? Impliziert Selbstbestimmung die Verfügung über das Wann und Wie des eigenen Lebensendes? Was heißt ‚Recht auf den eigenen Tod'? Ist es Ausdruck der Achtung der Menschenwürde, jemanden zu töten, um ihn so von seinem Leiden zu befreien? (Ist der Gnadentod ein Akt der Humanität, wie das Manifest implizit behauptet, wenn es diesbezüglich von humanen Aufgaben und humanen Ärzten spricht?). Muß, wie es Hans *Küng* formuliert hat, „angesichts der Frage: ‚In dubio pro vita aut pro conscientia?' (im Zweifel für das Leben oder für das Gewissen?) nicht auch für den Arzt der *Respekt vor dem Gewissen des Patienten und seiner Selbstbestimmung* (selbst angesichts möglicherweise geschwächter Freiheit) *den Vorrang* haben? Etwas anderes als Gewissensrespekt schiene mir ein überholter medizinischer Paternalismus zu sein." (*Jens/Küng* 1995, 60).

Die hier anstehenden Fragen bedürfen einer aus echtem Mitleid gespeisten sachlichen Erörterung, nicht aber der Schaffung eines Klimas, in welchem es auf Basis vieldeutig belassener Gefühle um bloße Überredung geht. Im zur Debatte stehenden Fall ist zweierlei im Blick zu behalten: (1) die Frage der grundsätzlichen Rechtmäßigkeit der Tötung auf Verlangen und (2) die Folgen ihrer Institutionalisierung.

1. Die Frage der grundsätzlichen Rechtmäßigkeit der Tötung auf Verlangen

1.1 Selbstbestimmung des Patienten und ihre Achtung

Selbstbestimmung (Autonomie) ist zu einem Schlüsselbegriff in der gegenwärtigen medizin-ethischen Debatte geworden – was nicht hindert, daß er häufig mißverstanden wird. Selbstbestimmung besagt nicht einfach willkürliches Tun und Lassen, so daß ihre Respektierung in willfähriger Wunscherfüllung bestehen würde, sondern meint zunächst das Vermögen, von sich aus etwas anfangen können, nicht Objekt eines Geschehens sein zu müssen, sondern Urheber von Vollzügen sein zu können, die deshalb die eigenen sind. *Selbstbestimmung* meint näherhin das Vermögen, sittlich handeln, das *als gut Erkannte vollbringen* zu können. Auf eine Formel gebracht: Selbstbestimmung meint nicht Willkür, sondern *Handeln nach bestem Wissen und Gewissen.* Da Handeln immer eine *individuelle und soziale* Komponente hat, sind *beide* zu berücksichtigen, wenn es um die Grenzen der Selbstbestimmung geht.

Im Falle der Tötung auf Verlangen lautet die Frage: (1) Wie steht es um das Verlangen selbst und die in ihm beschlossene Zumutung an den Arzt zu töten? (Dabei seien zwei Probleme übergangen: (a) Wie läßt sich die Extremsituation unerträglicher Schmerzen mit einem aus souveräner Selbstbestimmung stammenden Tötungsverlangen vereinbaren[1]? (b) Das

[1] "Die Fiktion der souveränen Willensentscheidung ausgerechnet in der Situation extremer Schwäche ist zynisch, vor allem im Hinblick auf die ohnehin im Leben Benachtei-

Verlangen selbst ist interpretationsbedürftig, weil sich geäußertes Verlangen und wahrhaft Gewolltes nicht decken müssen. (2) Wie steht es um die Tötungshandlung? Läßt sich beides sittlich rechtfertigen?

Die Tötungshandlung muß der Arzt klarerweise selbst verantworten, aber die Frage ist, auf welche Rechtfertigungsgründe er sich berufen kann. Denn der Rekurs bloß auf das Verlangen reicht nicht aus, weil es auf das *Verlangte* ankommt. Und ebensowenig kann sich der Arzt auf den „Respekt vor dem Gewissen des Patienten und seiner Selbstbestimmung" (*Küng*, in: *Jens/Küng* 1995, 60) zurückziehen. Verbindlich ist nicht das fremde, sondern das eigene Gewissen. Zur Respektierung eines fremden Gewissensentscheids gehört die *Prüfung des Inhalts*, der Arzt muß das Verlangte gutheißen, wenn anders er nicht gegen sein Gewissen handeln will und nicht gegen es verpflichtet werden darf. Alles andere wäre ja nicht selbstbestimmtes, sondern fremdbestimmtes Tun des Arztes – mit der absurden Konsequenz, zur Erfüllung jedweden Tötungsverlangens (gleichgültig aus welchen Motiven und zu welchem Zeitpunkt geäußert) verpflichtet zu sein. Respektieren-dürfen ist von Respektieren-müssen zu unterscheiden. Die Forderung nach bedingungsloser Respektierung der Selbstbestimmung des Patienten käme einer unerlaubten (Selbst-) Instrumentalisierung des Arztes gleich. Mit Rekurs allein auf die Selbstbestimmung des Patienten läßt sich eine Tötung auf Verlangen nicht begründen.

Selbstbestimmung hat an anderer Selbstbestimmung ihre Grenze. Unter *Grenze* ist hier nicht physische Unmöglichkeit gemeint, sondern was *Quelle und Adressat von Achtung* ist, was um seiner selbst willen anerkannt werden möchte. Anerkennen heißt, etwas als das gelten lassen, was es *unabhängig* von der faktischen Anerkennung *schon* ist. Sie ist die gebührende Antwort auf einen ihr voraus- und zugrundeliegenden Anspruch – der geachtet, aber auch mißachtet werden kann, und dies sowohl von einem selbst als auch von anderen. Grenze der Selbstbestimmung bildet etwa, was Ehrfurcht gebietet, was schutzwürdig ist. Nach unserem in langer Tradition herausgebildeten Verständnis bildet die *Würde eines Menschen* eine *Grenze der Selbstbestimmung*. Würde besitzt, „was über allen Preis

---

ligten, wie Arme, Einsame und auch Frauen." (*Spaemann*, in: *Spaemann/Fuchs* 1997, 26). „Allerdings verträgt sich diese Voraussetzung (= Autonomie, G.P.) nicht unbedingt mit der zweiten, nämlich der Unerträglichkeit des Leidens, wie es die holländischen Richtlinien fordern. Entspringt der Wunsch getötet zu werden nicht gerade einer Extremsituation, die alles andere begünstigt als Souveränität, besonnene Überlegung und unbeeinflußte Selbstbestimmung?" (*Fuchs*, in: *Spaemann/Fuchs* 1997, 55)

erhaben ist“ (*Kant*, Grundlegung zur Metaphysik der Sitten, WW IV, 434), was jeder Bewertung unter Zweckmäßigkeitsgesichtspunkten entzogen ist und nicht durch Zuerkenntnis (Interesse) konstituiert wird. In *diesem* Sinn wird von einem *un*bedingten Wert und von der Unantastbarkeit menschlichen Lebens gesprochen. Die Anerkennung der Würde drückt sich aus in der Anerkennung des Rechtes auf Leben, d.i. des moralischen Anspruchs, am Leben nicht gehindert zu werden[2], sowie in dem der Schutzwürdigkeit menschlichen Lebens Rechnung tragenden generellen Tötungsverbot. Dieses ist vor zwei Fehldeutungen zu bewahren: (1) vor einer Relativierung im Zeichen einer utilitaristischen Interessensethik und (2) vor einer Absolutsetzung.

Ad (1) Für *Hoerster*[3] dient das Tötungsverbot der Wahrung des Überlebensinteresses, das in jedem aufgeklärten Wunsch impliziert ist. Wer Wünsche verwirklichen will, hat ein Überlebensinteresse, weil das Weiterleben das Mittel ist, ohne welches die Erfüllung nicht möglich ist. Und da das Interesse am ungehemmten Tötenkönnen nicht im Interesse aller sein kann – man könnte ja selbst zum Opfer werden –, ist das Tötungsverbot das Mittel, die Angst vor dem Getötetwerden zu bannen. Wo allerdings kein Überlebensinteresse besteht bzw. nicht unterstellt werden kann und sonst keine Interessen verletzt werden, ist Tötung nicht verwerflich. Diese Begründung funktionalisiert das Leben eines Menschen zu einem Interessensmittel.

Ad (2) Generelle Geltung bedeutet nicht Ausnahmslosigkeit des Tötungsverbotes. Das Leben ist das fundamentale Gut, aber „Das Leben ist der Güter höchstes nicht“ (*Schiller*, Braut von Messina). Das Erleiden des Martyriums (Selbstopferung) und die Notwehr sind klassische Beispiele für Ausnahmen. In ihnen wird allerdings nie der Tod intendiert. Der Märtyrer beabsichtigt nicht seinen Tod, sondern nimmt ihn um eines höheren Gutes willen in Kauf, und wer in Notwehr handelt, intendiert ebenfalls nicht den Tod, sondern die Kampfunfähigkeit des Angreifers. Wie die Notwendigkeit ihrer Rechtfertigung zeigt, sind die Ausnahmen keine Einschränkungen des generellen Tötungsverbots, sondern vielmehr dessen Bestätigung.

---

[2] „Das Recht auf Leben ist kein Anspruch an irgendwen, sondern eher – wie das Eigentumsrecht – ein Recht darauf, *nicht* dessen *beraubt* zu werden, was man, auf welcher Basis auch immer hat. ... Das Recht auf Leben ist demnach ein *Recht, am Weiterleben nicht gehindert zu werden.*" (*Müller* 1997, 134).

[3] *Hoerster* (1991), 19 ff, 69 ff.

Von Würde ist auch in der Option für die direkte, aktive Euthanasie die Rede. Die verlangte *Tötung* soll Ausdruck der *Achtung der Patientenwürde* sein, nämlich die gerechtfertigte Antwort auf einen Zustand der Würdelosigkeit – z.B. den unerträglicher Leiden oder der Aussichtslosigkeit auf ein lebenswertes Weiterleben. Die geforderte *Beendigung des würdelosen Zustandes* habe das Besondere an sich, daß sie aufgrund der Unmöglichkeit einer Wiederherstellung eines lebenswerten Lebens nur in der Weise der *Tötung des Subjekts* durchführbar ist. Diese Option versteht unter Würde einen für wertvoll erachteten Zustand. Sie basiert auf zwei Voraussetzungen: Sie setzt (1) voraus, ein Mensch könne seine Würde prinzipiell verlieren, sie sei abhängig von bestimmten Eigenschaften, Fähigkeiten oder Umständen, und sie setzt (2) voraus, das menschliche Leben sei von bloß bedingtem, d.i. instrumentellem Wert, ein Mittel für Erlebnisse. Der Lebenswert liege in dessen Bewertung (in Form von Eigenbewertung und Fremdbewertung) unter dem Gesichtspunkt des Erfreulichen und Unerfreulichen. Wert sei ein Leben mit positiver, unwert ein solches mit negativer Erlebnisbilanz[4].

Diese Voraussetzung basiert (1) auf der unhaltbaren anthropologischen These, die zeitlich-geschichtliche Einheit des Lebens sei das Resultat einer Zusammenstückung aus Zuständen. Sie nimmt nicht zur Kenntnis, daß in jeder Phase des Lebens das ganze Leben präsent ist. Wer die Lebensphase eines Menschen vernichtet, vernichtet dessen Leben, d.h. er tötet diesen Menschen. Die Voraussetzung steht (2) im Widerspruch zu jenem Würdebegriff, der Element des obersten Moralprinzips und, wie die Erklärung der Menschenrechte zeigt, Teil eines weltumspannenden Ethos geworden ist. Danach kommt die Würde dem Menschen zu, weil er Mensch ist, also aufgrund seiner Existenz – und nicht erst aufgrund bestimmter Fähigkeiten, Leistungen oder Zustände. Nur so ist ihre Universalität und Gleichheit gewährleistet. Würde kommt dem menschlichen Leben als ganzem zu, d.h. in keiner Phase seines Lebens ist ein Mensch ohne sie. Sie ist unverlierbar und unveräußerlich. Mißachtung – sei es in Form der Fremd- oder der Selbstmißachtung – ist nicht deren Raub, Achtung aber auch nicht deren Zuerkenntnis.

Das bedeutet im Hinblick auf *menschenwürdiges Sterben*: Leid, Bedrückung, Schmerzen entkleiden nicht einen Menschen seiner Würde, hingegen ist es bereits Ausdruck ihrer Mißachtung, in der gegenteiligen Mei-

[4] vgl. *Müller*(1997), 78 ff.

nung zu handeln, es sei so[5]. Leidvolle Umstände, unmenschliche Behandlung können die Selbstachtung und Selbstannahme bzw. die Achtung und Annahme durch andere – beides bedingt einander – erschweren bzw. die Mißachtung begünstigen. Deshalb kommt es darauf an, jemanden in Mitmenschlichkeit durch Änderung dieser Umstände im Rahmen des Möglichen bei seiner Selbstannahme beizustehen, ihm das Sterben zu erleichtern. Die Würde eines Sterbenden achten heißt, sein *Sterben* achten. Menschenwürdig stirbt, wer (a) *würdig* sterben gelassen und wer (b) würdig *sterben gelassen* wird.

Ad (a) *Würdig* besagt in diesem Fall: teilhaftig eines Sterbebeistands. (Dieser umfaßt mitmenschliche Zuwendung, palliativmedizinische Maßnahmen; verbietet die Herabsetzung zu einem Objekt der Sorge, sowie Infantilisierung des Patienten; vermittelt das Gefühl, nicht allein gelassen zu werden; er gibt zu spüren: gut, daß es dich gibt.)[6] Menschen*un*würdig stirbt nicht, wem die verlangte Tötung, sondern wem der Sterbebeistand in der Vielfalt seiner mitmenschlichen Möglichkeiten verweigert wird. Aus dem Lebensschutz und dem Recht auf Leben folgt nicht die Verlängerung des Lebens um jeden Preis, sondern das Recht, *am Sterben nicht* um jeden Preis *gehindert* zu werden. (*Das* allein kann der Titel „Recht auf selbstbestimmtes Sterben“ sinnvollerweise bedeuten.) Lebensschutz ist in sich *Sterbeschutz*, wenn anders das Sterben eine Phase des Lebens ist. Wenn es also zum Sterben kommt, gilt es, dieses (in Form des Beistandes) zu achten.

Tötung hingegen wäre ein Verstoß gegen die Würde des Sterbenden. Ein menschenwürdiges Sterben schließt eine Tötung auf Verlangen aus, weil *das Verlangte sittlich nicht erlaubt* ist. Töten widerspricht dem *Schutz*, der dem *Sterbenden* gebührt. (Trivialerweise kann nur geschützt werden, wer existiert.) Das Recht, am Sterben nicht um jeden Preis gehindert zu werden, ist ein *Recht auf ein Enden-lassen.* Aus ihm folgt *nicht* der Anspruch, getötet zu werden. Enden lassen heißt nicht, gezielt beendigen. Dazu kommt, daß der angeführte Grund der Tötung – das Leben des Euthanasiewilligen habe für ihn jeden Wert verloren – die Unbedingtheit des Le-

---

[5] „Nicht Leid und Elend eines Menschen, welcher Art sie auch seien, verletzen seine Würde, sondern ein Denken und Handeln, in dem sich die Annahme niederschlägt, Leid und Elend minderten seine Würde. ... Wer in leidvollen Umständen eine Infragestellung der Menschenwürde sieht, denkt niedrig von ihr; und wer sie deshalb durch Beseitigung des Leidenden retten will, greift sie in Wirklichkeit an." (*Müller* 1997, 94).

[6] Näheres dazu haben die anderen Referate der Tagung gebracht.

benswertes auf einen (negativen) Bilanzwert ‚erfreulich/unerfreulich' hin relativiert.

Es kann kein Recht geben, getötet zu werden, weil es auf etwas sittlich Unerlaubtes sinnvollerweise prinzipiell keinen moralischen Anspruch geben kann. Die *Einwilligung* des Euthanasiebereiten ändert daran nichts, weil Würde unverzichtbar ist. Verzicht ist hier Verstoß gegen sie. Die Selbstbestimmung hat ihre Grenze auch an ihr selbst: Freiheit verbietet, sie zu veräußern und der Disposition anderer zu übergeben (z.B. Verbot der Selbstversklavung)[7]. Die Einwilligung macht aus der Tötung nicht eine gerechtfertigte Ausnahme vom generellen Tötungsverbot. Denn mit ihr wird der eigene Tod *intendiert*, und nicht – wie bei der Selbstopferung – in Kauf genommen. Respektierung der Selbstbestimmung kann nicht – wie *Küng* fordert – den Vorrang vor dem Tötungsverbot haben.

1.2 Töten und Sterbenlassen

Ad (b) Menschenwürdig stirbt, wer würdig *sterben gelassen* wird. Befürworter der aktiven direkten Euthanasie argumentieren, der Unterschied von Sterbenlassen und Töten sei moralisch irrelevant, weil die Konsequenz in beiden Fällen die gleiche sei: der Tod. Wer also das Sterbenlassen für ethisch gerechtfertigt ansehe, müsse dies auch bei der Tötung auf Verlangen tun. Ein weiteres Argument zielt auf die Diskrepanz zwischen begrifflich möglicher Differenzierung und Grauzone faktischen Handelns. In der Praxis lasse sich eine direkte aktive Euthanasie von einer Schmerzlinderung, die möglicherweise den Tod bewirkt, nicht unterscheiden.

Was letzteres betrifft, nur so viel: Daß man im Nebel Wegmarkierungen nicht oder kaum zu sehen vermag, ist kein Grund, sie für irrelevant zu erklären. Und es ist auch *nicht der Unterschied* von Tun und Unterlassen, von künstlich-technisch und natürlich, von aktiv und passiv *per se*, der moralisch relevant ist, sondern (a) *was* und (b) *in welcher Situation* was getan oder unterlassen wird. (Deshalb kommt es auf die Suche nach immer genaueren Kriterien an, zwischen sittlich vertretbaren und pflichtwidrigen Unterlassungen unterscheiden zu können.) Bei der Beurteilung eines Han-

---

[7] „Das Prinzip der Freiheit verbietet es, sie an andere zu veräußern; umgekehrt kann die Achtung vor dem Freiheitsrecht des anderen nicht zur letzten Konsequenz haben, ihn zu töten und damit das Subjekt dieser Freiheit zu beseitigen. Verabsolutiert zu einem Recht, *getötet* zu werden, verkehrt sich das Autonomieprinzip zum Paradox" (*Fuchs*, in: *Spaemann/Fuchs* 1997, 65).

delns ist die *gesamte Handlungsstruktur* und nicht – wie von utilitaristischer Seite gefordert – bloß eines ihrer Elemente, die Handlungsfolgen, zu berücksichtigen. Die Handlungsstruktur umfaßt neben den Folgen auch die gewählten Mittel, die Situation, das Motiv und die Intention. (Die Schwierigkeit, Motiv und Intention von außen zu ermitteln, ändert daran nichts.)

Der Unterschied von Töten und Sterbenlassen läßt sich in dreifacher Weise aufzeigen: (1) hinsichtlich der Todesursache, (2) der Intention (des Handlungszieles) und (3) der Motivation bzw. der Einstellung[8]. Ad (1): Die *Todesursache* ist im einen Fall der irreversible Desintegrationsprozeß des Organismus. Jemanden sterben lassen heißt, diesem Prozeß seinen Lauf lassen. Im Falle der Tötung stirbt der Patient jedoch an einer Fremdursache. *Callahan*[9] hat diesen Unterschied wie folgt charakterisiert: Die tödliche Injektion beendet das Leben eines Kranken wie das eines Gesunden, dagegen führt Behandlungsbegrenzung oder -abbruch nur beim Sterbenskranken zum Tod, beim Gesunden nicht. Ad (2): Zum Sterbenlassen gehören Behandlungsbegrenzung bzw. Behandlungsabbruch. Relevant ist hiebei nicht der abstrakte Unterschied von Tun und Unterlassen oder der von aktiv und passiv[10] – beide Unterschiede decken sich nicht – , sondern das *Handlungsziel*. Behandlungsbegrenzung bzw. deren Abbruch besteht sowohl in einem Tun als auch in einem Unterlassen – aber eben in gewisser Absicht. Ziel der Tötung ist einzig der Tod, Ziel des Behandlungsverzichts das Sterbenkönnen. Bei ihm wird nicht der Tod, sondern die Vermeidung einer für den Patienten sinnlosen Lebensverlängerung intendiert – sinnlos, weil in bloßer Leidensverlängerung bestehend. Ad (3): Die Sinnlosigkeit einer durch die sog. Apparatemedizin möglich gewordenen Lebensverlängerung wird als Argument für die Tötung auf Verlangen ins Treffen geführt. Abgesehen davon, daß die Apparatemedizin meist ungerecht beurteilt wird, teilt die Bereitschaft zur direkten aktiven Euthanasie mit der Angst vor der machbaren Lebensverlängerung insgeheim dieselbe *Einstellung*: das Machen-können. Wer jemand sterben läßt, akzeptiert die Grenzen seiner ärztlichen Handlungsmöglichkeiten und mit ihnen den Tod – den des Patienten und auch den eigenen (!) – als das, was er ist: als die dem Men-

---

[8] Vgl. zum Folgenden *Virt* (1998), 36 f.

[9] zitiert in *Spaemann/Fuchs* (1997), 68.

[10] "Die Rede von ‚aktiver' und ‚passiver' Euthanasie ist daher mißverständlich, insofern sie den falschen Eindruck erweckt, das Vorhandensein oder Fehlen einer physischen Aktion und nicht der jeweilige Handlungssinn sei das Kriterium der Unterscheidung." (*Fuchs*, in: *Spaemann/Fuchs* 1997, 68).

schen schlechthin unverfügliche Macht. Das *Sterben-lassen* ist einem *Ethos umfassender Daseinsannahme* verpflichtet. Die Tötung hingegen bekundet eine diametral entgegengesetzte Einstellung, nämlich die des Verfügenwollens über das schlechthin Unverfügliche. Wenn schon der Tod unvermeidlich ist, dann muß er wenigstens dergestalt ‚gemacht' werden, daß ihm technisch zuvorgekommen wird. In der Gewalt über den Tod vollendet sich die Gewalt über das Leben.

Gegen das zuletzt Gesagte erhebt sich der Einwand vom ‚menschlichen Gnadentod'. Jemanden sinnlos leiden lassen, sei Zynismus. Die Tötung auf Verlangen stützt sich ja neben dem Selbstbestimmungsargument auf das Mitleidsargument. Ist Tötung eines Leidenden eo ipso ein humaner Akt des Mitleids? Ergibt sich aus fremdem Mitleid ein ‚Recht auf den eigenen Tod'?

2. Folgen der Institutionalisierung

Was die unerträglichen Leiden betrifft, ist auf die moderne Palliativmedizin zu verweisen[11]. Mitleid ist wie jedes Gefühl vieldeutig. Mitleid kann uns ein ethisches Problem sehen lassen, es fordert uns zu sittlicher Entscheidung auf, nicht aber liefert es schon die Antwort[12]. Bei der Prüfung des Mitleidsarguments (‚menschlicher Gnadentod') ist zwischen echtem Mitleid und – wie wir sagen – ‚billigem' Mitleid im Sinne von Selbstbemitleidung zu unterscheiden. Echtes Mitleid wird zu einem Mit-tragen und „einem wirklichen Mitleiden im Sinne eines einfühlsamen Mitgehens mit dem Leidenden" (*Virt* 1998, 19). Mitleid kann aber auch zu Abwehrreaktionen führen: Die eigene Angst vor dem Leid wird auf den Leidenden projiziert. Angstbefreiung wird zur Befreiung vom Anblick des Leidenden und radikalisiert sich zur Beendigung von dessen Leben. Leiden ruft auf, es zu vermeiden – nicht aber um den Preis der Tötung des Leidenden. Selbst

[11] Die Darstellung der Möglichkeiten wirksamer Schmerzbekämpfung unterbleibt aus Kompetenzgründen – sie wurde in anderen Tagungsreferaten gegeben.

[12] Spontane Gefühlsreaktionen sind vieldeutig. „Wir sprechen nicht umsonst auch von ‚billigem' Mitleid. Was zunächst als Resonanzgefühl auftritt, wenn wir einem leidenden Menschen, aber auch einem Tier in Schmerzen begegnen, stellt eine Herausforderung an die sittliche Gestaltung und Entscheidung dar" (*Virt* 1998, 19). „Doch Mitleid als solches ... ist noch keine ethische Antwort; mit ihm steht man vielmehr erst in der ethischen Situation. Und bei unabschaffbarem Leiden stellt das Mitleid vor eine Alternative: entweder das Leiden mit-zutragen – oder den Leidenden abzuschaffen." (*Splett* 1996, 57).

wer der Überzeugung von der prinzipiellen Rechtmäßigkeit einer Mitleidstötung ist, muß sich den *sozialethischen Folgen* einer Radikalisierung des Selbstbestimmungsgedankens stellen. Der Hinweis auf inakzeptable Folgen liegt nicht auf der Linie sog. Dammbruchargumente, mit denen man wegen des Unsicherheitsfaktors ‚Zukunft' gewiß vorsichtig umgehen sollte. Im Falle der Tötung auf Verlangen sind die sozialethischen Folgen keineswegs Sache bloßer Zukunftsszenarien, sondern – wie das Beispiel der Niederlande zeigt – bereits greifbar. Dazu kommt, daß es nicht gleichgültig ist, welche Einstellung zum Leben eines Menschen in einer Gesellschaft herrscht.

Eine Institutionalisierung der Tötung auf Verlangen stellt (1) eine Zumutung an den Arzt dar, die mit dem über Jahrhunderte bewährten ärztlichen Ethos unvereinbar ist. Aufgabe des Arztes ist das Heilen und, wo dies nicht mehr geht, das Lindern von Schmerzen, nicht aber das Töten. Hier hat nicht ein bewährtes Ethos die Beweislast zu tragen, sondern umgekehrt das Ansinnen, mit ihm zu brechen und das Töten zu einem „Bestandteil professioneller Normalität" zu erheben (*Fuchs*, in: *Spaemann/Fuchs* 1997, 86). Eine Legalisierung würde zudem den Staat in eine zweifelhafte Garantenstellung bringen. Er müßte für die Bereitstellung der ausführenden Personen sorgen. Daß diese faktisch sich finden – wie nicht nur das niederländische Beispiel zeigt –, und sich das Problem in der Weise gar nicht stellt, ist, wie der Rechtsphilosoph G. *Luf* in einem Vortrag über ‚Rechtsethische Aspekte der Euthanasiediskussion' bemerkt hat, kein Einwand, weil es hier auch auf strukturelle juristische Probleme ankommt. Eine Institutionalisierung bedeutet (2) eine Aushöhlung der Vertrauensbasis des Arzt-Patienten-Verhältnisses. Der Patient muß fürchten, im Arzt statt seinen Helfer gegebenenfalls seinen Töter zu sehen. Dazu kommt (3) der nicht auszuschließende Druck von Umwelt und Gesellschaft auf den Patienten, sich zu dem von ihm Erwarteten selbst zu bestimmen. Gesellschaftliche Nützlichkeitserwägungen (z.B. ökonomischer Art) treten unter dem Deckmantel des Mitleidsarguments an die Stelle von Solidarität mit den Leidenden. (4) Auf dem Boden ihrer prinzipiellen Billigung löst sich die Unterscheidung von freiwilliger Euthanasie zur nicht-freiwilligen und unfreiwilligen auf – und dies aus sachlichen Gründen. Es kommt zur Ausweitung des Kreises der Euthanasiekandidaten. Denn wenn die Tötung eines Schwerstkranken zu seinem Wohl ist, besteht prinzipiell kein Grund, dieses Wohl einem anderen vorzuenthalten. Und wer der Selbstbestimmung eines Euthanasiewilligen eine moralische Verpflichtung korrespondieren läßt, kann der Einbeziehung auch von Depressiven und Lebensüberdrüssigen in die Liste der Euthanasiekandidaten nichts entgegensetzen. Hier hilft nicht eine Verschärfung der Zulässigkeitsbedingungen, sondern die Anerkennung eines grundsätzlichen (d.i. nicht bloß in Interessen wurzelnden) Verbots und seine juristische Verankerung. Deren Sinn ist ja umgekehrt die Verhinderung eines euthanasiefreundlichen Klimas. Denn die Einstellung zum Tod ist die zum Leben und umgekehrt. Dazu kommt, daß Zulässigkeitsbedingungen dem Mißbrauch viel stärker ausgesetzt und ihre Kontrolle viel schwieriger ist als die des generellen Verbots der Tötung auf Verlangen. Je schärfer die Bedingungen, desto bürokratischer ihre Einhaltung, so daß sich die Frage stellt, „ob Moral auf diese Weise nicht in administrative Prozeduren aufgelöst wird" (*Virt* 1998, 29).

Aus Extremsituationen lassen sich keine Handlungsregeln ableiten – das gilt auch für die Tötung auf Verlangen. Es mag tragische Konfliktsituationen beidseitiger Überforderung geben, an deren Ende die verlangte Tötung stehen kann. Auch mag es ebenso tragische Fälle geben, in denen nicht mehr vorauszusehen ist, ob die schmerzlindernde Dosis zur unmittelbar tödlichen Dosis wird oder nicht. Doch daraus folgt nicht, daß solche Handlungen erlaubt sind, sondern höchstens, daß sie entschuldbar sind und Nachsicht verdienen. Schon gar nicht folgt daraus die Notwendigkeit ihrer gesetzlichen Deckung. Ausnahmen müssen Ausnahmen bleiben. Eine Legalisierung nähme ihnen diesen Charakter und verliehe ihnen eine sozialethisch nicht zu rechtfertigende Pseudonormalität.

Die Legalisierung einer Tötung auf Verlangen ist in Österreich – nach den letzten diesbezüglichen Äußerungen von maßgeblich politischer Seite wie auch von Seiten der Ärztekammer – im positiven Sinn kein Thema. Und das ist gut so. Das entbindet allerdings nicht, weiter an der entsprechenden Stärkung des gesellschaftlichen Bewußtseins zu arbeiten. Gegenteiligen Tendenzen darf nicht durch intellektuelle Sorglosigkeit Vorschub geleistet werden. Eine individualistische Radikalisierung der Selbstbestimmung führt nicht nur zu Entsolidarisierung, sondern schlägt in reine Fremdbestimmung um. Eine Gesellschaft, die das billigen oder auch nur hinnehmen würde, hätte aufgehört, human zu sein.

Literatur

Hoerster N., Abtreibung im säkularen Staat, Frankfurt 1991 (zit.: Hoerster 1991).

Jens W./Küng H., Menschenwürdig sterben. Ein Plädoyer für Selbstverantwortung, München/Zürich 1995 (zit.: Jens/Küng 1995).
Müller A.W., Töten auf Verlangen – Wohltat oder Untat?, Stuttgart u.a. 1997 (zit.: Müller 1997).
Spaemann R./Fuchs Th., Töten oder sterben lassen?, Freiburg 1997 (zit.: Spaemann /Fuchs 1997).
Splett J., Recht auf den Tod?, in: Zeitschrift für medizinische Ethik 42 (1996), 57 – 61 (zit.: Splett 1996).
Virt G., Leben bis zum Ende. Zur Ethik des Sterbens und des Todes, Innsbruck/Wien 1998 (zit.: Virt 1998).

Der Schutz des Menschenlebens aus theologisch-ethischer Sicht

Günter Virt

„Vergessen Sie nie – das Leben ist eine Herrlichkeit". So soll Rainer Maria Rilke angesichts seines Todes gesagt haben. Doch was ist der Tod? Der Tod kann nicht für sich definiert werden, sondern nur negativ als Abwesenheit von Leben festgestellt werden an einem Wesen, das gelebt hat.

Sterben gehört als letzte Phase zu diesem Leben. Jeder von uns weiß, daß das Sterben zum Leben gehört und daß ihm dieses Sterben und die damit verbundenen vielleicht wichtigsten letzten Lebensaufgaben noch bevorstehen. Wie lassen sich diese letzten Lebensaufgaben bewältigen? Können Sterben und Tod überhaupt gut sein?

Euthanasie ist ein griechisches Wort und bedeutet „den guten Tod". Dieser Begriff lag sozusagen bereit in jener Welt, in der sich die christliche Botschaft artikulierte. Es fällt aber auf, daß die Christen diesen in der Popularphilosophie der Stoa wie im Alltag bekannten Begriff an keiner Stelle aufgriffen. Man konnte unter „eu-thanatos" ein sanftes und leichtes Sterben ebenso verstehen, wie einen ehrenvollen Tod am Schlachtfeld. Die Ruhe galt als Inbegriff eines postmortalen Glücks. Den Christen hingegen galt der Tod als Sold der Sünde (Röm. 6,23). Dieser konnte daher als solcher nicht einfach gut sein. So, wie der Mensch faktisch stirbt und daher den Tod auch des anderen erfährt, ist es das Sterben nach einem von Entfremdung von Gott gekennzeichneten Leben. Dies aber bedeutet auch Entfremdung des Menschen von sich selbst, von den Mitmenschen und von der Natur. Jeder stirbt auf eine bestimmte Weise unvollendet und in einer Weise, die Angst macht, weil sie aus einem Leben folgt, wie es so vor Gott ursprünglich nicht sein sollte. Erst im 17. Jahrhundert taucht bei Francis Bacon das Wort Euthanasie wiederum auf. Er unterscheidet die äußere Euthanasie, zu der er alle ärztlichen Maßnahmen zählt, die dem Kranken das Sterben erleichtern, von der inneren Vorbereitung des Menschen auf seinen Tod. Er geht offensichtlich am Beginn der Neuzeit davon aus, daß der Mensch von sich aus den Tod erleichtern, ja den Tod sogar wiedergutmachen kann. Zeigt sich darin der insgeheime Versuch, sich mittels medizinischer, technischer und anderer Mittel wieder ins Paradies zurückzuschleichen?

Wie dem auch sei, die Erinnerung an die noch gar nicht so lange zurück liegende Vergangenheit bewahrt uns vor dem Vergessen, daß Euthanasie zu einem Verbrechen entarten konnte, indem ein totalitäres politisches System von einer Zentrale aus das Leben der Menschen in lebenswertes und lebensunwertes einteilte und die Vernichtung sogenannten lebensunwerten Lebens anordnete. Die Nachgeschichte der sogenannten Euthanasie im Nationalsozialismus führte – zumindest in den europäischen Ländern – zu einer einhelligen Verurteilung dieser Verbrechen und zur Vorsorge, daß so etwas niemals mehr geschehen sollte. Ein Markstein auf diesem Weg ist die europäische Konvention der Menschenrechte von 1950, in deren Artikel 2 festgehalten wird, daß jeder Mensch ein unveräußerliches Recht auf Leben hat, und daß niemand bewußt und absichtlich getötet werden darf.

Mittlerweile aber haben wir eine neue Etappe der Euthanasie-Diskussion erreicht. Die gesellschaftliche Debatte um das unausweichlichste Problem unseres Menschseins, nämlich daß vor jedem von uns Sterben und Tod liegen, geschieht in einer besonderen geschichtlichen Situation. Es gab noch nie so viele hochbetagte Menschen in vielen Ländern Europas wie heute. Alter ist keine Krankheit, aber aus Erfahrung wissen wir, daß sich in der Spätphase unseres Lebens die Krankheiten häufen. Die Krankheiten häufen sich aber auch durch die Möglichkeiten der modernen Medizin, die viele Menschen am Leben erhält, die früher an ihrer Krankheit schon gestorben wären. Das Sterben wird zunehmend medizinisch gestaltet und bestimmt. Einerseits geschieht dadurch viel an Humanisierung des Sterbens, andererseits aber wird der Sterbeprozeß mitunter qualvoll durch den unangemessenen Einsatz medizinischer Mittel verlängert.

In dieser Situation, die zudem geprägt ist von einem Pathos autonomer Selbstbestimmung, erhält die Euthanasie-Debatte einen neuen Zeitindex. Unsere Generation hat die Weichen für vermutlich viele künftige Generationen zu stellen, wie wir die nicht zuletzt durch den medizinischen Fortschritt gewonnenen Jahre kultivieren und mit den modernen Möglichkeiten medizinischer Technik umgehen.

Der Europarat befaßt sich derzeit mit der Erstellung von Richtlinien für die Menschenrechte Sterbender und terminal Kranker. Jede ethische Überle-

gung, ob philosophischer oder theologischer Art, hat anzusetzen bei den bedrängenden Problemen, wie sie sich in den Ängsten und Unsicherheiten der Menschen äußern:
– Schmerzen erleiden zu müssen, die heute so gut wie alle zumindest gelindert werden könnten,
– im Sterben ohne psychische, soziale und spirituelle Hilfe allein gelassen zu werden,
– vor Verlängerung eines qualvollen Sterbeprozesses durch nicht mehr angemessene medizinisch-technische Intervention, womöglich gegen den eigenen Willen,
– den Angehörigen und der Umgebung zur Last zu fallen, in einer Gesellschaft, in der Schwäche, Hilflosigkeit und Sterben so negativ bewertet werden,
– mit der Verweigerung von Ressourcen für notwendige Pflege und medizinisch noch hilfreiche Maßnahmen rechnen zu müssen,
– und schließlich die Angst davor, vom Arzt oder anderen Personen getötet oder einem Druck in diese Richtung ausgesetzt zu werden, sowohl von der näheren Umgebung wie von der Gesellschaft.

Der Textentwurf für den Europarat unternimmt es, in drei zentralen Bereichen als Rahmen für die nationale Gesetzgebung und menschenwürdige Gesundheitspolitik in den vierzig Mitgliedsstaaten, Prinzipien mit Durchführungsmaßnahmen zu erläutern.
1. Palliativmedizin
2. Selbstbestimmung und Autonomie
3. Lebensschutz

1. Palliativmedizin

Palliativmedizin bedeutet aktive und umfassende Pflege und Begleitung von Patienten, wenn ihre Krankheit nicht mehr auf eine heilungsorientierte Behandlung anspricht. Schmerzbehandlung und die Beherrschung weiterer Begleitsymptome, sowie die Linderung psychischer, sozialer und spiritueller Leiden gewinnen dann eine überragende Bedeutung. Hauptziel der Palliativmedizin und Palliativpflege ist daher die Verwirklichung der bestmöglichen Lebensqualität für den Patienten und seine Angehörigen. Sie will sowohl den Patienten unterstützen, um ihm ein möglichst selbstbestimmtes

Leben bis zum Tod zu ermöglichen als auch seinen Angehörigen zur Seite zu stehen, damit sie mit Krankheit und Trauer besser zurechtkommen.

Die Palliativmedizin hat in den letzten Jahren auf wissenschaftlicher Ebene enorme Fortschritte gemacht, die leider in der Praxis nicht oder noch nicht umgesetzt werden. Palliativmedizin hat integrierte Konzepte zur umfassenden Linderung physischer, psychischer, sozialer und spiritueller Leiden erarbeitet und vor allem in der Hospizbewegung modellhaft verwirklicht. Palliativmedizin ist sicher nicht die teuerste aber wohl eine der menschlichsten Formen der Medizin.

Der Zugang zu den Hilfen der Palliativmedizin sollte eine der Prioritäten in der Gesundheits- und Sozialpolitik der Mitgliedsstaaten sein. Das Recht auf Zugang zur Palliativmedizin ist eine der wesentlichen Konkretisierungen von Artikel 13 der Menschenrechtskonvention zur Biomedizin, die den gleichen Zugang zu den Gesundheitsversorgungen von angemessener Qualität in menschenrechtlicher Hinsicht ausformuliert.

2. Autonomie und Selbstbestimmung

Unter Autonomie versteht man in unserer Tradition sittliche Selbstbestimmung einer Person nach Grundsätzen, die menschlich verallgemeinerungsfähig sind. Die sittliche Verantwortlichkeit hört auch im Sterben, das zum Leben gehört, nicht auf. Auch der Sterbende bleibt eine sittlich verantwortete Person und ist als solche ernst zu nehmen.

Verantwortliche Entscheidung aber setzt ausreichendes Wissen insbesondere über Gewicht und Bedeutung einer Lebensbedrohung voraus. Daraus folgt das Recht auf wahrheitsgemäße Information über den Krankheitszustand. Diese Information soll auf menschlich einfühlsame Weise gegeben werden und setzt eine ausreichende Ausbildung des Arztes und seines Teams in Gesprächsführung voraus, sonst bleibt der menschenrechtlich begründete „informierte Konsens“ als Voraussetzung für eine medizinische Intervention rein abstrakt (vgl. MRB Art. 5: Eine Intervention im Gesundheitsbereich darf erst erfolgen, nachdem die betroffene Person über sie aufgeklärt worden ist und frei eingewilligt hat.).

Keine Person darf auch im Sterbeprozeß gegen ihren Willen behandelt oder weiter behandelt werden. Wenn ein Mensch angesichts lebensbedrohlicher Situation oder bereits früher bestimmte Behandlungen in bestimmter Situation vorausschauend ablehnt, dann ist gemäß MRB Artikel 9 der früher geäußerte Wille ernsthaft zu berücksichtigen. Der Arzt und das behandelnde

Team haben die Werte des Patienten zu verwirklichen und nicht ihre eigenen. Der Inhalt einer solchen Patientenverfügung muß allerdings ethisch vertretbar sein, der Unterzeichner muß gut informiert, entscheidungsfähig und ohne Druck unterschreiben; eine Patientenverfügung muß jederzeit korrigierbar sein und auch korrigiert werden, wenn der Unterzeichner Äußerungen – auch nonverbaler Art – gibt, die auf einen geänderten Willen schließen lassen.

Patientenverfügungen dürfen von der Gesellschaft und einzelnen Institutionen nicht als Mittel für fremde Interessen gleich welcher Art mißbraucht werden, dies gilt vor allem bezüglich der Tatsache, daß solche Formulare unter Umständen willkommene Mittel zu Sparmaßnahmen bedeuten könnten.

Allerdings ist durch eine solche Patientenverfügung die therapeutische Letztverantwortung des Arztes nicht aufgehoben, insbesondere bezüglich des Zutreffens der Willenserklärung auf die akut eingetretene Situation. Sollte ein Arzt zur Überzeugung kommen einer solchen Willenserklärung mit guten Gründen nicht folgen zu können, sollte er dies schriftlich in einer für Patientenanwälte, Angehörige und andere Nahestehenden nachvollziehbarer Weise niederlegen.

Wenn ein Patient nicht zustimmungsfähig ist und auch früher keine Willenserklärung abgegeben hat, gilt es, bestimmte pflegerische und medizinische Maßnahmen niemals zu unterlassen. Dazu gehören Schmerzstillung und Symptombekämpfung, gute Pflege, menschliche Begleitung und alles, was die Lebensqualität noch verbessern kann.

3. Lebensschutz

Autonomie bedeutet sittliche Selbstbestimmung und darf nicht mit beliebiger Wunscherfüllung verwechselt werden. Die EMRK hält als sittlich begründetes Menschenrecht das Recht auf Leben in Artikel 2 fest. Selbst der Wunsch des Patienten zu sterben, begründet keinen Anspruch an den Arzt oder andere Personen, ihn zu töten. Die gesetzliche Erlaubnis, einen solchen Wunsch zu erfüllen, würde Personen in der Situation der Schwäche unweigerlich einem Druck der näheren Umgebung und der Gesellschaft ausliefern. Vermutlich kann niemals mit restloser Sicherheit festgestellt werden, ob es sich bei spontanem Auftreten eines solchen Wunsches nicht um einen verdeckten Hilferuf handelt. Es fällt auf, daß solche Wünsche dort, wo gut gepflegt wird, wie etwa in der Hospizbewegung, kaum aufkommen und wenn, dann rasch geklärt werden können. Die Zumutung und Zubilligung der Gesellschaft an Ärzte zu töten, würde darüber hinaus das bewährte jahrtausende alte Ethos der heilenden Berufe untergraben, wie es auf der Generalversammlung des Weltärztebundes in Madrid auch für die heutige Situation neuerdings konkretisiert wurde: „Euthanasie, das heißt die beabsichtigte Beendigung eines Lebens, selbst auf dessen Wunsch oder Wunsch naher Angehöriger, ist unethisch. Dies hindert den Arzt jedoch nicht daran, dem Wunsch eines Patienten zu folgen und das Sterben in der Endphase einer Krankheit seinen natürlichen Lauf gehen zu lassen".

Die gesellschaftlichen Folgen der Akzeptanz einer Tötung auf eigenes Verlangen würde, angesichts der Tatsache, daß in den letzten Lebensmonaten meist ebensoviel Gesundheitsbudget aufgebraucht wird, wie während des gesamten vorangegangenen Lebens, den Druck zu einer „billigen Lösung" nahelegen.

Artikel 2 der EMRK, daß niemand bewußt und absichtlich seines Lebens beraubt werden darf, gilt daher ohne Ausnahme auch für terminal kranke und sterbende Personen. Einen Menschen direkt aktiv und bewußt zu töten ist keine medizinische Option und kein Ziel der Medizin. Eine solche Handlung zielt nicht darauf, die Schmerzen eines Patienten zu lindern, wie in der Palliativmedizin, sondern die Person des Patienten selbst in ihrem Dasein zu vernichten.

Die Diskussion dieser Grundsätze konzentriert sich vor allem auf zwei Punkte:

1. Auf den Unterschied zwischen aktiver Tötung und passiver Unterlassung, die zum Tod führt und

2. auf die Frage der Autonomie, wenn zur Selbstbestimmung des Menschen gehört, daß niemand gegen seinen Willen behandelt oder weiterbehandelt werden darf – warum sollte diese Selbstbestimmung nicht auch den Wunsch nach Tötung umfassen?

ad 1.) Der Unterschied zwischen aktiver Tötung und passiver Unterlassung, die zum Tod führt, wird von den meisten Ärzten und Pflegenden spontan eingesehen. Dieser Unterschied liegt nicht in der Faktizität des Handlungsablaufes, einmal durch aktives Tun und ein andermal durch passives Unterlassen. Es geht nicht um eine Herbeiführung des Todes durch Unterlassung, was dann die weiteren Fragen nach den Grenzen von pflichtwidriger Unterlassung und erlaubter Unterlassung aufwirft, sondern um das Zulassen des Todes, wenn ein Mensch soweit ist.

Der essentielle Unterschied kann auf drei Ebenen reflektiert werden:

– Auf der Ebene der Kausalität: Beim Zulassen des Sterbens stirbt der Patient an seiner Krankheit ohne dazwischentretende Handlung des Arztes oder einer anderen Person. Das andere Mal durch den Entschluß eines anderen, meist des Arztes, auch wenn dieser beeinflußt ist durch den Willen des Patienten. Fehldiagnosen und Fremdinteressen können sich hier verheerend auswirken.
– Auf der Ebene der Intentionalität: Beim Zulassen des Sterbens ist die Intention der Respekt vor der Tatsache, daß ein Mensch mit seinem Leben an ein Ende kommt und diesem Raum und Zeit gegeben wird. Das andere Mal ist die Intention, daß der Mensch tot sein möge und zwar sofort.
– Auf der Ebene der Motivation bedeutet dem Sterben Raum und Zeit geben, die Endlichkeit des Lebens des Patienten und der eigenen technischen Handlungsmöglichkeiten zu akzeptieren.

Aktive Tötung hingegen bedeutet eine Fortsetzung technischer Fremdverfügung mit anderen Mitteln. Der Arzt kommt durch aktives Tun dem Tod zuvor und behält damit die letzte Gewalt über Leben und Tod. Selbst wenn der Arzt von humanistischen Motiven geleitet dem Patienten helfen will, handelt er widersprüchlich. Er ist selbst gespalten in einen, der durch sein Handeln tötet und in einen, der dem Patienten psychisch beistehen will. Ebenso spaltet der Arzt, der tötet, den Patienten, durch den vorausgesetzten Dualismus: Er will den Körper töten um so die Seele zu befreien. Solange der Mensch aber lebt, ist er eine unteilbare Einheit als Person in leibseelischer Integrität. Der Arzt kann daher in keinem Fall den Leib, losgelöst von der Person, behandeln oder töten. Jede Tötungshandlung richtet sich nicht nur gegen einen Organismus sondern immer auch gegen eine unteilbare Person. Aktive Tötung bedeutet daher immer auch Negierung einer Person und verträgt sich nicht mit einer bejahenden Grundmotivation gegenüber dem Kranken.

ad 2.) Die zweite Frage bezieht sich auf die Autonomie, ob zu dieser nicht auch gehört, auf das eigene Lebensrecht verzichten zu können. Autonomie als sittliche Selbstbestimmung des Menschen aber unterliegt folgenden Grenzen:
– Es gibt keinen Anspruch, daß mir von einem anderen etwas widerfährt, sondern nur den Anspruch, daß mir etwas Bestimmtes nicht widerfährt: Also keine Behandlung oder Weiterbehandlung gegen den eigenen Willen.
– Es gibt inhaltliche Grenzen für die Autonomie und diese bestehen in den unveräußerlichen Grundrechten. Es gibt Rechte, auf die ein Mensch auch nicht bewußt verzichten kann. Kein Mensch hat zum Beispiel ein Recht sich

in die Sklaverei zu verkaufen und verkauft zu werden, oder von einem andern zu fordern, gefoltert zu werden.
– Die praktische Erfahrung zeigt, daß dort, wo man unter dem Hinweis auf Autonomie Tötung zuläßt, sehr bald ohne Zustimmung getötet wird auf Grund des Urteils des Arztes über mangelnde Lebensqualität, mit der unversehens ein Urteil über lebenswert oder lebensunwert eines anderen getroffen wird. Es würde ja auch niemand auf die Idee kommen, daß wenn jemand gesund ist und ohne schwerwiegenden Grund nach Tötung verlangt, diesen Wunsch zu erfüllen. Der springende Punkt, so zeigt die tatsächliche Praxis in den Niederlanden eindeutig, ist das fremde Urteil über lebenswert oder lebensunwert, und davor gilt es, die Sterbenden und die Todkranken zu schützen.

In den bisherigen Überlegungen, die den Stand der Diskussion um ein Dokument des Europarates in einer pluralistischen Gesellschaft mit unterschiedlichen Ethostraditionen in Europa widerspiegeln, ist zunächst nicht direkt von Theologie im Sinne einer theologischen Ethik die Rede gewesen. Der Glaube und die theologische Reflexion kann in den konkreten Sachfragen kein neues Faktenwissen beitragen und richtige und vernünftige ethische Überlegungen nicht ersetzen. Eine lange Zeit im theologischen Kontext gebräuchliche Redeweise – von der „absoluten Unverfügbarkeit“ des Menschenlebens – ist bei genauerem Hinsehen nicht nur theologisch problematisch sondern auch völlig unrealistisch. In der modernen Lebenswelt stirbt wohl jeder mit medizinischer Begleitung. Medizin verfügt also so oder so über Menschenleben und es kommt alles darauf an, daß wir so über Menschenleben verfügen, daß wir es auch verantworten können, – der Theologe fügt hinzu, es vor Gott verantworten zu können. Diese Aussage entbindet aber keineswegs von vernünftigen, ethischen Überlegungen und dem Ringen um eine Konkretisierung der Menschenrechte für die Situation des Sterbens auf der rechtlichen Ebene; sie fordert geradezu die ethische und rechtliche Vernunft heraus. Der Glaube ist kein Gegensatz zum Denken, sondern der Glaube gibt zu denken.

Wenn es aber zu Belastungen kommt und schwierig wird, reichen Denken und Wissen nicht aus. Dann ist die Frage nach der Motivation im Sinne der Quelle gestellt, aus der die Menschen Kraft zu sittlichem Handeln schöpfen. Dann muß sich zeigen, ob die Einsicht in die Würde des Menschen eine reine Abstraktion bleibt, oder auch dann noch trägt, wenn der sittliche Anspruch Schweres von der Umgebung oder Gesellschaft verlangt. Dann gilt es, das abstrakte Substantiv von der Menschenwürde tiefer zu begründen und zurückzuübersetzen in das Verbum von dem die Würde stammt, nämlich: was es bedeutet, den Menschen in seiner letzten Lebensphase zu würdigen, und ihm bei seinen letzten Lebensaufgaben beizustehen?

Wichtiger als alle kasuistischen Detailfragen ist es, um diese letzte Lebensaufgabe, die uns allen noch bevorsteht, zu wissen, nämlich im Sterben dieses zurückliegende Leben als ganzes anzunehmen, sich – soweit dies möglich ist – mit diesem Leben zu versöhnen und dieses angenommene Leben in Frieden und Hoffnung zu lassen. Den Christen motiviert dabei der Glaube, daß der Mensch im Sterben nicht herausfällt aus den Händen Gottes sondern noch tiefer hineinfällt in Gottes Hände, die uns in jedem Augenblick in diesem Leben mit personaler Zuwendung gehalten haben. Ich sage bewußt in die Hände Gottes, denn der Christ glaubt, daß er im Tod hineinfällt in die Hände eines Gottes, der kein einsamer ist sondern in sich selbst Gemeinschaft.

Das Gewicht des Gutes des Menschenlebens und der daraus folgende Anspruch auf Schutz dieses Lebens, hängt eng mit der Frage zusammen, wer denn dieser Mensch ist. Wer der Mensch ist, kann sich aber erst am Ende zeigen, in der Vollendungsgestalt. Jeder Mensch aber stirbt in bestimmter Weise unvollendet und in einer von der Sünde geprägten Existenz auch entfremdet. Wer der Mensch wirklich ist, kann erst in der Vollendungsgestalt, die sich unseren Blicken entzieht, gesagt werden. Die Würde des Menschen vollendet sich gemäß dem christlichen Glauben in seiner endgültigen und unverhüllten Gemeinschaft mit Gott. Die Zusage des Glaubens bezieht sich darauf, daß der Mensch, trotz aller Entfremdung und Fragmentarität seines Daseins, mit Gott versöhnt wird durch einen, der selbst am Kreuz gestorben ist und das Leid in Liebe verwandelt hat, in eine Liebe die stärker ist als der Tod. Dies hat sich für die Seinen schon drei Tage nach seinem Tod zu zeigen begonnen. Dieser Glaube verleiht der Verantwortung des Menschen, für sein eigenes Leben und das seiner Mitmenschen, eine letzte Dringlichkeit und zugleich Freude und bewahrt ihn davor, den Schutz des Menschenlebens um ein gutes Stück an seinem Beginn und auch an seinem Ende zu verkürzen.

Literatur:

Pius XII.: Ansprache an eine Gruppe von Ärzten, vom 24. 11. 1957, in: Utz/Kroner, 5544.

Katechismus der Katholischen Kirche, deutsche Ausgabe, München 1993, Nr. 2277-2279.
Johannes Paul II.: Enzyklika Evangelium Vitae, Rom 1995, Nr. 64 und 65.
Aries P.: Geschichte des Todes, München 1980.
Fuchs T.: Was heißt töten? Die Sinnstruktur ärztlichen Handelns bei passiver und aktiver Euthanasie, in: Ethik in der Medizin 1997, 78-90.
Holderegger A.: Das medizinisch assistierte Sterben, Fribourg 1999.
Schockenhoff E.: Ethik des Lebens, Mainz 1993; 328-340.
Virt G.: Leben bis zum Ende, Innsbruck 1998.

Zur Frage der Selbstbestimmung: Gibt es ein Recht darauf, sich selbst zu töten oder auf Verlangen getötet zu werden?

Enrique H. Prat

Norbert Hoerster, gewissermaßen der Peter Singer Deutschlands, hat vor wenigen Monaten ein Buch mit dem Titel „Sterbehilfe im säkularen Staat" veröffentlicht, in dem er dafür plädiert, daß eine Tötungshandlung straffrei sein sollte, wenn jemand kein Überlebensinteresse mehr hat und sich selbst nicht töten kann, aber jemanden findet, der bereit ist, ihn zu töten. Im säkularen Staat – so Hoerster – kann es keinen Grund geben, das Selbstbestimmungsrecht, das nicht mit dem Selbstbestimmungsrecht eines anderen kollidiert, einzuschränken. Hoerster ist sich dessen bewußt, daß die reine Sterbewunschäußerung mißbraucht werden könnte, und daher knüpft er die Zulässigkeit einer Fremdtötung an folgende Kriterien:

„1. Der Betroffene befindet sich in einem Zustand schweren, unheilbaren Leidens.

2. Der Betroffene wünscht die Tötungshandlung aufgrund freier und reiflicher Überlegung, die er in einem urteilsfähigen und über seine Situation aufgeklärten Zustand durchgeführt hat.

3. Die Tötungshandlung wird von einem Arzt vorgenommen."[1]

Ein Arbeitskreis mit dem Namen „Menschenwürdig sterben", der aus 12 mehr oder weniger prominenten Österreichern verschiedener Provenienz zusammengesetzt ist, veröffentlichte im letzten Februar „das Manifest für die Selbstbestimmung", das die Forderung nach Straffreiheit der Tötung auf Verlangen beinhaltet: „Sterben ist ein integraler Bestandteil des Lebens – so

---

[1] *Hoerster* N., Sterbehilfe im säkularen Staat, Suhrkamp, Frankfurt a.M. 1998, 37 und 38.

das Manifest –, deshalb muß das Recht auf selbstbestimmtes Leben das Recht auf selbstbestimmtes Sterben im Rahmen unabänderlicher Zwänge einschließen". Diese These scheint mir widersprüchlich.

Ein bemerkenswerter Zug der gegenwärtigen Kultur des Todes ist die sprachliche und argumentative Veredelung von Tötungshandlungen. So wird meistens von „Schwangerschaftsunterbrechung" anstatt von Tötung der Leibesfrucht gesprochen, von „Sterbehilfe" anstatt von Tötung oder Euthanasie, von „Freitod" anstatt von Selbstmord und von „überzähligen Embryonen, ihrem Schicksal überlassen" anstatt von „Tötung von Embryonen, die zur Implantation für die IVF nicht mehr benötigt werden". In akademischen Erörterungen wird eine vermeintliche wertfreie Diktion gefordert, damit die Wissenschaft sich von Ideologie frei hält. Die Veredelung des Terminus „Tötung", die in der Kultur des Todes praktiziert wird, ist eine strategische, bewußte Ideologisierung der Wissenschaft.

Dadurch wird versucht, Tötungshandlungen zu rechtfertigen, die der Mensch immer, überall und unter allen Umständen als böse betrachtet hat. Manchmal geht man so weit, Tötung als Werk der Barmherzigkeit oder als Mitleidsakt zu bezeichnen. Dies ist Teil derselben Strategie.

Auch die inflationäre Verwendung des Begriffes „Selbstbestimmungsrecht" bei der Abtreibungs- und Euthanasiediskussion gehört zu dieser Strategie. Nachdem die Gesellschaft versagt, dem einzelnen den wahren Wert des Lebens und die Würde der Person zu vermitteln, versucht sie, mit dem billigen Trick einer Begriffsveredelung aus ihrer Ausweglosigkeit herauszukommen: Das Selbstbestimmungsrecht wird auf Lebensvernichtung ausgeweitet. Damit ist eine stillschweigende, aber wirksame Preisgabe des Lebensschutzes perfekt, die viele in dieser Gesellschaft nicht wahrhaben wollen.

Die Abtreibungsbefürworter greifen auf das Selbstbestimmungsrecht der Frau zurück, weil sie sonst mit ihren Argumenten am Ende sind. Gegen den Spruch „Mein Bauch gehört mir" kann man deswegen schwer argumentieren, weil es eigentlich kein Argument mehr ist, sondern eine nicht zu sehr, aber doch etwas veredelte Formulierung für „Ich mache, was ich will, und du redest mir nicht mehr drein". Es ist der Schlußpunkt der Diskussions- und der Argumentationsbereitschaft. Es ist ein Ausdruck der Intoleranz, weil man sich durch diese Haltung letztlich der Konsequenzen einer möglichen vernünftigen Ansichtsänderung entziehen will.

Auch im Zusammenhang mit der Euthanasie, dem zweiten Akt der Kultur des Todes, wird das Selbstbestimmungsargument ganz besonders ins Spiel gebracht. Das unveräußerliche Recht auf Selbstbestimmung, das so weit gehen soll, daß jeder ein Recht auf Selbstmord hat, solle auch so weit gelten, daß man im Falle der Unfähigkeit, sich selbst zu töten, mit der Hilfe anderer, meistens der Ärzte, rechnen dürfe. Natürlich solle die Sterbehilfe nur aus Mitleid und humanitären Gründen erfolgen.

Erlauben Sie mir nun, einen realen Fall zu präsentieren.

FALL ANKE[2]

Anke erlitt 1984 im Alter von 19 Jahren ein schweres gedecktes Schädel-Hirntrauma und lag 3,5 Jahre im Koma. Nach einer Odyssee durch 9 Kliniken wurde sie 1989 von ihren Eltern nach Hause geholt. Sie ist geistig völlig wach, aber körperlich schwerstbehindert. Sie ist seit dem Unfall vollständig erblindet und „sieht" die Menschen mit ihrem Gehör. Eine Verständigung mit ihr ist über das sogenannte Anke-ABC möglich.

Interview mit Anke über ihr Leben, ihre Komaerfahrung und den bioethischen Diskurs

Frage: Was denkst du, warum du aus dem Koma erwacht bist?

Anke: Weil ich Hilfe von meinen Eltern bekommen habe.

Frage: Was denkst du, wenn du dein Leben vor und nach dem Koma vergleichst?

Anke: Ich möchte niemals wieder zurück. Ich denke, daß ich mehr sehen kann, wie ich heute lebe, intensiver. Wegen meiner Blindheit habe ich lernen müssen, mit meinem Herzen zu sehen.

Frage: Was hältst du von Personen wie Peter Singer und seiner Bioethik?

Anke: Er sollte sich selber als Versuchskaninchen zur Verfügung stellen.

Frage: Wünschst du dir manchmal, daß du niemals aus dem Koma erwacht wärest? Hätte man dich von der Beatmung abhängen sollen?

Anke: Nein, man sollte das Leben erhalten so lange wie möglich.

Frage: Hältst du dein Leben für unwert?

---

[2] Das Interview wurde in modifizierter Form der Diplomarbeit „Leben im Koma" (1995) von Markus *Hallaschka*, Studiengang Behindertenpädagogik, Universität Bremen entnommen.

Anke: Ich bin glücklich. Ich halte mein Leben nicht für unwert. Ich habe Eltern und Freunde. Warum sollte ich unglücklich sein?
Frage: Welchen Rat würdest du anderen Menschen geben, die unter der gleichen Situation leiden wie du und verzweifeln?
Anke: Ich kann nicht für andere entscheiden, was für sie gut ist.
Frage: Würdest du es akzeptieren, wenn sie nicht mehr länger leben wollten?
Anke: Ich würde sie fragen, warum sie nicht mehr länger leben möchten.

Dieser Fall wurde in einem Symposium vor anderthalb Jahren in Graz von einem deutschen Neurochirurgen vorgestellt. Einer der Vortragenden bei dem Symposium war der erwähnte Norbert Hoerster, der nach der Präsentation des Falles, ziemlich bewegt, sofort das Wort ergriff, um zu sagen, daß es keine Frage sei, daß Anke ein zu schützendes Recht auf Leben besitze, und daß er bereit sei, für dieses Recht entschieden einzutreten. Aber neben diesem Fall könne er – so Hoerster weiter – von hunderten ähnlichen Schicksalen berichten, in denen das Leben nicht mehr ertragen wird und die Betroffenen kein Überlebensinteresse bekunden. Ist das, was Anke sagt richtig? Oder hat Hoerster recht?

Die Gretchenfrage in der Diskussion über die Euthanasie ist: „Wie hältst du es mit dem Wert des Lebens und der Würde der Person?“ Ist der Wert des Lebens und die Würde der Person eine rein subjektive Frage, die jeder für sich nach eigenen Kriterien beantworten kann, oder hat die Person eine Würde, die von der Bewertung der Eigenschaften des Lebens völlig unabhängig ist?

Darauf antworten wir, ohne zu zögern, mit dem Prinzip der Heiligkeit des Lebens. Die Würde des Menschen ist unermeßlich und das unschuldige Leben unantastbar. Hoerster, Singer, Kushe – sie können als intellektuelle Bannerträger der Pro-Euthanasie-Bewegung angesehen werden – und andere antworten mit der sogenannten Ethik der Lebensqualität, die es erlaubt, zwischen lebenswertem und lebensunwertem Leben zu unterscheiden, und das letztere aus Mitleid zu vernichten. Sie sagen, daß das Prinzip der Heiligkeit des Lebens nur religiös begründet werden kann und daher die Durchsetzung dieses Prinzips in der säkularen Gesellschaft gegen das Recht auf Selbstbestimmung verstößt.

Die Frage ist aber, ob sie in ihrer Argumentation ebenso wie im Wiener Manifest den Begriff von Selbstbestimmung anthropologisch richtig verwenden? Und wie weit reicht eigentlich dieses Recht auf Selbstbestimmung?

Für den Christen ist es keine Frage, daß das Selbstbestimmungsrecht Grenzen hat, daß er nicht alles tun darf, was ihm in den Sinn kommt. Der Christ weiß, daß er die Stimme seines Gewissens nicht mit jener seiner Launen, aber auch nicht mit jener seiner Neigung zur Bequemlichkeit, nach einem leichten Leben und nach Vergnügungen verwechseln darf. Das ist es aber, was der Hedonist nicht kann. Er verwechselt diese Stimmen und schenkt ihnen kritiklos sein Gehör.

Der Christ hat außerdem das Beispiel Christi stets vor Augen. Der Sohn Gottes ist Mensch geworden, um für uns, für jeden einzelnen Menschen zu sterben, und uns damit den Weg zum Heil zu zeigen. Er hat uns den Weg der Liebe, der gleichzeitig der Weg des Opfers ist, vorgelebt. Dies steht natürlich einer hedonistischen und auf Lustgewinn hinorientierten Selbstbestimmung diametral entgegen. Für den Christen war das Leben schon immer ein Geschenk Gottes, und schon deshalb heilig und unantastbar. Dies bestätigt Evangelium vitae: „Gott fordert vom Menschen, dem er das Leben schenkt, daß er es liebt, achtet und fördert".[3]

„Wenn es Gott nicht gibt, ist alles erlaubt" (Dostojewskij, Die Brüder Karamasov). Wer nicht an Gott glaubt, der wird sich sehr schwer tun, die richtigen anthropologischen Dimensionen der Freiheit und die Grenzen der Selbstbestimmung zu verstehen. In der pluralistischen Gesellschaft müssen wir aber den Dialog mit Andersdenkenden pflegen, sonst werden wir kein friedliches Zusammenleben finden oder uns immer nur mit unbefriedigenden Kompromissen begnügen müssen. Wenn wir Andersdenkende von der Richtigkeit unserer Wertvorstellungen und den daraus resultierenden Thesen überzeugen wollen, müssen wir geeignete Wege finden. Da bietet sich der philosophische Diskurs an, von dem Johannes Paul II in der jüngsten Enzyklika „Fides et Ratio" sagt: „Das philosophische Denken ist oft das einzige Terrain für Verständigung und Dialog mit denen, die unseren Glauben nicht teilen"[4]. Es gibt auch einen rein philosophischen, d.h. auf die Vernunft ohne Zugriff auf eine göttliche Offenbarung basierenden Zugang zu Gott und zur

---

3 *Johannes Paul II.*, Evangelium vitae, Nr. 52.

4 *Johannes Paul II.*, Fides et Ratio, 1998, Nr. 104.

Würde des Menschen. Wenn wir Christen in der Euthanasiediskussion Nichtchristen überzeugen wollen, müssen wir philosophisch argumentieren.

Auch die Aufklärung, die sicherlich nichts zum christlichen Gedankengut bezüglich Menschenwürde und Freiheit hinzufügte, hat sicherlich einen wichtigen Beitrag zur Rezeption dieser wichtigen anthropologischen Dimension des Christentums geleistet. Der Stellenwert der Freiheit des Gewissens ist im Evangelium verwurzelt, allerdings hat sie erst in unserem Jahrhundert, nicht zuletzt durch das Vatikanische Konzil, eine Bekräftigung erfahren und dadurch eine allgemeine praktische Geltung erlangt.

Nun, die Väter der Aufklärung waren auch nicht der Meinung, daß die Autonomie (=Selbstbestimmung) des Menschen uneingeschränkt ist. Sie meinten nur, daß sie von anderen Menschen nicht willkürlich eingeschränkt werden kann. Kant hat Autonomie als Selbstgesetzgebung der Vernunft definiert[5]. Mit anderen Worten: der autonome Mensch muß herausfinden, was vernünftig ist, und das ist auch das sittlich Richtige. Autonomie schließt Bindung an die Sittlichkeit konstitutiv ein. Die Autonomie einer unvernünftigen Selbstgesetzgebung wäre daher unsittlich und keine Autonomie mehr. Ganz besonders Aristoteles und Thomas von Aquin haben die Termini „orthos logos“ oder „recta ratio“ (rechte Vernunft) geprägt und damit gezeigt, daß die irrige Vernunft nur zur Hetheronomie[6] führen kann und daher nur mehr kranke Vernunft oder korrumpierte Vernunft genannt werden kann[7]. Ratzinger hat es so formuliert: „Freiheit zur Selbstzerstörung oder zur Zerstörung des anderen ist keine Freiheit, sondern ihre teuflische Parodie“[8]

Ein Recht auf Selbstvernichtung müßte demnach unabhängig vom Selbstbestimmungsrecht begründet werden. Letzteres legitimiert meine autonomen Entscheidungen zu tun und zu werden, was vernünftig, d.h. sittlich richtig ist. Der Mensch kann sich selbst nur innerhalb des Rahmens der Verfassung der eigenen Natur bestimmen. Er kann sich nicht zum Vogel selbstbestimmen. Und wie im vorigen Absatz erwähnt wurde, kann er sich nicht gegen das sittliche Gesetz selbstbestimmen, ohne gleichzeitig seine Autonomie aufzugeben. Philosophisch betrachtet ist Selbstvernichtung, d.h.

---

[5] *Kant* I., Reflexionen zur Metaphysik, Nr. 6070 Akad. Ausgabe 18, 443.

[6] *Aristoteles*, Nikomachische Ethik, 1140b und *Thomas v. Aquin*, Summa Theologiae, I q. 79, a.11, ad 2 und In II Sent., dist. 24, q. 3 a.3 ad.

[7] *Rhonheimer* M., Praktische Vernunft und Vernünftigkeit der Praxis, Akademie Verlag, Berlin 1994, 155-172.

[8] *Ratzinger* J., Freiheit und Wahrheit, Communio 24 Jg., Nov.-Dez. 95, 536.

der Selbstmord, ebenso wie das Verlangen, getötet zu werden, keine eigentliche Selbstbestimmungshandlung. Nur formell können solche Handlungen als autonom bezeichnet werden. Auch bei Kant[9] ist der Selbstmord nicht Ausdruck von, sondern Absage an die Autonomie und Freiheit des Menschen, denn mit diesem Akt wird ja gerade das Subjekt von Freiheit und Sittlichkeit vernichtet. Das Selbstbestimmungsrecht setzt ein Selbst als Rechtssubjekt voraus, das sich selbst bestimmen kann.

Die Frage ist nun, ob der Mensch, der nicht einer eigenen Selbstbestimmungshandlung seinen Ursprung verdankt, sondern mit seiner Existenz auch eine zielgerichtete Naturverfassung (Telos) bekommen hat, sich selbst vernichten darf. Der Anhänger eines materialistisch-evolutionistischen Menschenbildes, das die Schöpfung und die Zielgerichtetheit der Natur leugnet und den Menschen als ein Epiphänomen der Evolution ansieht, wird mit einem „Warum nicht?" antworten: Jedes Individuum ist ein Zufallsprodukt, wer mit sich selbst nicht zu Rande kommt, ist ein Opfer der Evolution. Eine Anpassungsform ist eben die Selbstvernichtung. Das materialistische, evolutionäre Weltbild ist aber im Grunde deterministisch und leugnet die Freiheit, d.h. es leugnet die Autonomie und die Selbstbestimmung, die es rein psychologisch einstuft. Halten wir nun fest: Mit den reinen und radikalen Materialisten-Evolutionisten hat es keinen Sinn, sich über Euthanasie zu unterhalten, solange wir sie nicht überzeugen, daß sie bei einem falschen Paradigma ansetzen. Sie werden niemals eine ausreichende Erklärung für die geistigen Vollzüge, den Verstand und den Willen, finden. Sie sind inkonsequent, wenn sie trotzdem von der Autonomie des Menschen und von Selbstbestimmung sprechen.

Selbstvernichtung ist die radikalste aller Entscheidungen des Menschen, der sich in der Hamlet'schen Frage „to be or not to be?" für das Nicht-Sein entscheidet. Sie steht auf der einen Seite im krassen Gegensatz zum allgemeinen Naturgesetz eines jeden Lebewesens, nämlich zum Selbsterhaltungstrieb. Zur Selbstvernichtungsentscheidung muß der Mensch die stärkste aller seiner inneren Kräften überwinden, nämlich die biologische und die psychologische Kraft des Selbsterhaltungstriebes. Noch in diesem Jahrhundert galt es als unumstritten, daß eine innere selbstvernichtende

---

[9] *Kant* I., Metaphysik der Sitten IV, 429 ff., und Grundlegung zur Metaphysik der Sitten VI, 421 ff.

Kraft, die stärker als der Selbsterhaltungstrieb ist, nur mit einer Psychopathie begründet werden kann.

Selbstvernichtung bedeutet auf der anderen Seite einen gewalttätigen Identitätsbruch: eine Wendung gegen sich selbst, gegen viele vergangenen Selbstverwirklichungsentscheidungen und gegen alle noch möglichen zukünftigen Selbstbestimmungsentscheidungen. Viele große Philosophen, insbesondere Augustinus[10] und Bergson[11], haben das Leben eines Menschen als eine biographische Einheit aus verschiedenen Lebensphasen angesehen, die keine Teilung zuläßt, so daß in jedem Gegenwartsmoment die ganze Vergangenheit mit ihrer weit über die Erinnerung hinausreichenden Prägung währt, und sich auf die Zukunft mit einer über die reine Erwartung weit hinausgehenden Bestimmtheit öffnet. Dem Menschen ist nicht nur das Leben als Existenzbeginn geschenkt, so daß er sofort entscheiden könnte, was er danach tun will. Die menschliche Existenz als ein unteilbares Ganzes ist ein Geschenk, das die wesentliche Voraussetzung (Bedingung der Möglichkeit) für die Entfaltung des biographischen Projektes darstellt. Deshalb ist jeder Selbstmord ein Gewaltakt, ein Widerspruch zum Sinn des Lebensgeschenkes und eine Absage an eine der erhabensten moralischen Gesetze der menschlichen Existenz, die Freiheit. Unter den irdischen Geschöpfen ist nur der Mensch dem deterministischen Gesetz entkommen, und nur er hat das Privileg der Freiheit, die seine unermeßliche Würde begründet und erhält. Aus dieser Perspektive kann eine momentane Selbstbestimmungsentscheidung, aus der Freiheit herauszutreten, niemals als angemessen betrachtet werden. Das Gesetz der Freiheit führt sich selbst ab absurdum, wenn man auf die Freiheit rekurriert, um den Austritt aus dem Gesetz der Freiheit zu begründen. Selbstvernichtungsrecht mit einem Selbstbestimmungsrecht zu begründen ist daher eine Perversion der Freiheit des Menschen. Ein Selbstvernichtungsrecht wäre eine ständige Gefährdung eines Selbstbestimmungsrechtes, beide Rechte sind daher nicht kompatibel, sie schließen einander aus.

Der Selbtsmord ist immer eine furchtbare, persönliche Tragödie. Ein ethisches Urteil über die konkrete Selbstmordhandlung eines Dritten steht niemandem zu. Diese tragischen Vorfälle müssen von den Mitmenschen

---

[10] Vgl. *Augustinus*, Bekennnisse, Buch XI.

[11] Vgl. *Bergson* H., Zeit und Freiheit. Diederichs, Jena 1911; Materie und Gedächtnis, Diederichs, Jena 1914.

mit großer Betroffenheit und höchstem Maß an Mitleid begegnet werden. Aber unabhängig von dieser Tragik dokumentiert die Selbstmordhandlung ein irregeleitetes, instrumentelles Menschenbild: Der Mensch sieht sich selbst nur noch als Mittel zur Erreichung oder Erhaltung wünschenswerter Zustände. Versagt nun dieses Mittel, dann räumt er sich selbst beiseite. Tatsache ist aber, daß wir zu unserem eigenen Leben, das die Bedingung jedes instrumentellen, auf Zweck hingerichteten Handelns ist, *nicht nur* in einem rein instrumentellen Verhältnis stehen[12]. Evangelium Vitae sagt: „Das Leben, das Gott dem Menschen anbietet, ist ein Geschenk, durch das Gott sein Geschöpf an etwas von sich selbst teilhaben läßt“[13]. Das Leben muß also immer *als ein Zweck an sich* und darf nicht nur als Mittel für den Menschen betrachtet werden. Es ist ein Geschenk, das immer geliebt werden kann und soll.

Bis jetzt wurde aber nur individualistisch argumentiert, was eine Verkürzung in der richtigen anthropologischen Argumentation darstellt. Denn Person ist nicht nur Individuum, sondern auch wesentlich Beziehung zum gesellschaftlichen Umfeld. Man kann erst „ich“ sagen, wenn es auch ein „Du“ gibt. Ja, unser „Selbst“ schließt den „Anderen“ von Anfang an mit ein[14]. Anerkannt und geliebt zu werden, gehört zu den primären geistigen Bedürfnissen des Menschen. Selbstvernichtung ist deshalb nicht „nur eine private Angelegenheit“, sondern immer auch eine soziale, ist nicht nur Selbstvergessenheit, sondern auch eine Ablehnung des „Du“. Die Selbstmordhandlung bedeutet sprachlich „Ich kann mit dir nichts mehr anfangen; deine Liebe, deine Zuwendung genügen nicht, um mein Leben noch lebenswert zu machen, ich töte mich“. Selbstmord ist auch immer eine meist unbewußte und durch furchtbare Leiden verdeckte Absage an das menschliche Umfeld und an die Gesellschaft, ein Affront gegen sie. Auch deswegen ist Selbstmord unsittlich, weil man sich dadurch einer Liebespflicht und -verantwortung gegenüber den anderen in dieser Gesellschaft entzieht. Auch der oben erwähnte Materialist, der mit dem evolutionären Paradigma argumentiert, wird sich sehr schwer tun, eine Selbstzerstörungshandlung als ein

---

[12] *Spaemann* R., Es gibt kein gutes Töten, in: Spaemann R./Fuchs Th., Töten oder sterben lassen?, Herder, 1997, 22-23.

[13] *Johannes Paul II.*, Evangelium vitae, Nr. 34.

[14] *Buber* M., Das dialogische Prinzip, Lambert Schneider, 7.Ausgabe, 1994, 32. Vgl. auch Säuglingsforschung, *Stern* D.N., The Interpersonal World of the Infant, Basic Books, New York, 1985.

Selbstbestimmungsrecht anzusehen, wenn er den Menschen eingebettet in einem gesellschaftlichen Liebes- und Abhängigkeitsgeflecht ansieht, dem er bei einer solchen individualistischen Handlung einen Schaden zufügt. So haben z.B. die japanischen Behörden in den nicht nur von Wanderern sondern auch von nicht wenigen Selbstmordwilligen aufgesuchten Akigahara-Jukai-Wäldern in der vulkanischen Landschaft am Fuße des Fuji-Bergs unweit von Tokio Schilder mit Texten wie diesen angebracht: „Dein Leben ist ein wertvolles Geschenk deiner Eltern. Denke nochmals an sie in Ruhe, an deine Familie und an deine Kinder und an deine Geschwister. Bleibe nicht allein mit deinen Sorgen. Suche einen guten Rat“[15].

Die „Tötung auf Verlangen“ wird meistens mit dem unveräußerlichen Recht auf Selbstbestimmung begründet. Würde man aber dieses Recht wirklich ernst nehmen, so müßte jeder Todeswunsch eines erwachsenen, zurechnungsfähigen und informierten Menschen erfüllt werden. Man schränkt aber immer gleich ein, der Todeswunsch soll für diejenigen, die aktiv werden sollen, rational nachvollziehbar sein, damit aktive Sterbehilfe gewährt werden dürfe. Und als nachvollziehbar gilt meistens ausschließlich der Grund einer unheilbaren Krankheit. „Eine solche Einschränkung hat nun aber mit dem Prinzip der Selbstbestimmung nichts zu tun, ja sie widerspricht ihm sogar. Sonst müßte man jedem Menschen das Recht einräumen, die Kriterien für die Bewertung seines Lebens selbst festzulegen. Selbstmord aus Liebeskummer oder der sogenannte Bilanzselbstmord müßten demnach gleichrangig bewertet werden.“[16]

Das Selbstbestimmungsrecht kann auch deswegen nicht zur Begründung der Tötung auf Verlangen herangezogen werden, da es sehr zweifelhaft ist, ob der Sterbewunsch des Patienten immer als sein eigentlicher Wille angesehen werden darf. Die Erkenntnis des bevorstehenden Lebensendes löst Gefühle von Entsetzen, Schock, Angst, Wut, Verzweiflung und Depression aus. Jeder Arzt hat nach langjähriger Praxis die Erfahrung gemacht, daß schwerkranke Patienten oft den Mut verlieren und direkt oder indirekt, mehr oder weniger explizit den Wunsch äußern, nicht weiter behandelt werden zu wollen. Manchmal handelt es sich nur um eine Klage, manchmal aber um einen bedingten Wunsch („Wenn es so weiter geht, lassen Sie mich ster-

---

[15] Vgl. *Melich* A., Los japoneses ante la depresión económica, ACEPRENSA, Jahrgang 29, 178/98, 2.

[16] *Spaemann* R., Es gibt kein gutes Töten, in: Spaemann R./ Fuchs Th., Töten oder sterben lassen?, Herder, 1997, 22-23.

ben") und manchmal um eine klare Bitte oder gar einen Befehl, mit der Behandlung aufzuhören, denn es habe keinen Sinn mehr. Die ärztliche Praxis und viele Untersuchungen zeigen, daß dieser Wunsch meist nicht mit dem eigentlichen Willen des Patienten übereinstimmt und daß für gewöhnlich, sobald es dem Patienten besser geht, dieser sehr froh und unendlich dankbar dafür ist, daß der Arzt den Wunsch nicht ernst genommen hat.

Man muß auf jeden Fall sagen, daß der Arzt keine besondere Kompetenz hat, um diese Unterscheidung (Wunsch und Wille) rechtswirksam zu treffen. Er wäre überfordert, wenn man ihn dazu zwänge. Auf Grund der Erfahrung, daß in der Mehrzahl der Fälle dieser Wunsch nicht mit dem wirklichen Willen übereinstimmt, ist er gut beraten, medizinisch unberechtigten Wünschen nach Behandlungsabbruch zunächst nicht nachzukommen, und mit geeigneter Aufklärung und Zureden dem Patienten Mut zu machen.

Euthanasie aus Liebe, Barmherzigkeit oder Mitleid?

Häufig hört man das Argument, man solle dem Verlangen nach Tötung manchmal schon nachkommen, weil das Verlangen aus einer Situation eines nicht länger tragbaren physischen und seelischen Schmerzes entsteht. Das meistens schon zu Ende gehende Leben habe keinen Sinn mehr, die Situation sei entwürdigend für den Betreffenden und für jene, die in seiner Umgebung sind. Es sei eine Mitleidshandlung, dem Tötungswunsch nachzukommen. Mag sein, daß manche sich vorstellen können, aus Liebe, den Geliebten (oder die Geliebte) zu töten, aber dann müßte man ihre Liebesauffassung überprüfen. Wenn Liebe Bejahung ist, und wenn das Leben immer und unter allen Umständen, d.h. unabhängig von der Lebensqualität[17], eine inkommensurable Würde besitzt, ist eine Tötungshandlung, die diese Würde vernichtet, niemals eine Bejahung und daher keine Liebeshandlung. Es mag sein, daß derjenige, der sie setzt, sich dabei schwer tut, und glaubt, es sei eine Pflicht der Liebe, es ist aber nicht Bejahung, Zuwendung und Mitleid. Mit „Evangelium Vitae" „muß die Euthanasie immer als falsches Mitleid, ja als eine bedenkliche Perversion desselben bezeichnet werden: denn echtes Mitleid solidarisiert sich mit dem Schmerz des anderen, tötet nicht den, dessen Leiden unerträglich ist."[18]

---

[17] *Prat* E., Lebensqualität als Entscheidungskriterium, IMAGO HOMINIS, III/2, 1996, 107-115.

[18] *Johannes Paul II.*, Evangelium vitae , Nr. 66.

Lebens- oder Sterbeverlängerung? Moralphilosophische Thesen zum Thema 'Ärztliche Hilfe'

Anselm W. Müller

Der Titel meines Vortrags steht für eine Frage: Sind Verfahren ärztlicher Behandlung, die das Leben eines oder einer schwer leidenden Kranken verlängern, nicht zu verurteilen, da sie zugleich das Sterben verlängern, einen ohnehin mühseligen Prozeß, der zu nichts anderem als zum Tod führt?

Dabei stellt sich das ethische Problem als ein Dilemma dar:

Entweder man verurteilt die lebensverlängernde Behandlung; man tritt dafür ein, daß unter bestimmten Umständen eine sonst angebrachte Behandlung abgesetzt oder gar nicht eingeleitet wird. Dann erhebt sich die Frage, ob man nicht auch eine Euthanasie befürworten muß, die darauf ausgerichtet ist, mühseliges Sterben abzukürzen.

Oder aber man hält an einer ärztlichen Praxis fest, die der Verlängerung eines unter Umständen sehr elenden Lebens dient. Damit scheint man sich jedoch für eine inhumane Humanmedizin auszusprechen.

Mein Vortrag soll zeigen, wie man sich zum Thema ‚medizinische Lebensverlängerung' stellen kann, ohne diesem Dilemma ausgeliefert zu sein. Ich werde vor allem auf *grundlegende* Fragen eingehen, die in diesem Zusammenhang geklärt werden müssen. Zu diesem Zweck stelle ich eine Reihe von grundsätzlichen Thesen auf, die ich dann jeweils mit Blick auf das Thema erläutere. Im Rahmen der begrenzten Zeit kann freilich die erforderliche Argumentation nur skizzenhaft sein. (Die meisten der hier angesprochenen Probleme behandle ich ausführlicher in meinem Buch *Tötung auf Verlangen – Wohltat oder Untat?* in der Reihe *Argumente / Ethik aktuell*, Stuttgart: Kohlhammer 1997.)

These 1: Ethische Forderungen an den Arzt ergeben sich aus seiner Verpflichtung zu einer bestimmten Form der Hilfe. Auch Maßnahmen, die das Leben verlängern, müssen Hilfeleistung sein.

Medizinische Ethik ist Bestandteil der Moral. Sie hat es mit den besonderen Tugenden und Erfordernissen zu tun, die aus den besonderen Aufgaben der Krankenschwester, des Arztes usw. erwachsen, – wie eine pädagogische Ethik sich aus den besonderen Aufgaben des Erziehers, der Lehrerin usw. ergibt.

Die Medizinische Ethik, als Reflexion dieses Bestandteils der Moral verstanden, klärt also Anwendungsfragen. Sie behandelt das ärztliche Tun *nicht* als einen Lebensbereich, in dem andere Maßstäbe gelten könnten als in anderen Lebensbereichen, sondern als *eine spezielle Form der Hilfe, zu der Menschen mit bestimmten Qualifikationen unter bestimmten Bedingungen verpflichtet sind.*

Daraus ergibt sich bereits, daß auch lebensverlängernde Maßnahmen nur als Hilfe zulässig oder geboten sein können.

Um so wichtiger ist es zu wissen, was zu einer Ethik des Helfens gehört; und sodann: worin spezifisch ärztliche Hilfe besteht.

These 2: Medizinische Hilfe muß die allgemeinen Bedingungen guten Handelns erfüllen.

Diese These sollte selbstverständlich sein. Nicht so selbstverständlich ist ein angemessenes Verständnis der unterschiedlichen Bedingungen guten Handelns (an die ich hier nur kurz erinnern kann).

Da ist einmal die *Art der Handlung*. Manche Handlungen sind von einer Art, die sie unabhängig von Zielen und Umständen disqualifiziert. So macht z.B. im Fall der Euthanasie die gute Absicht oder die Zustimmung des Betroffenen keine erlaubte oder gar gebotene Handlung aus einer Tat, die ihrer Art nach die absichtliche Tötung eines Unschuldigen ist.

Im übrigen spielen aber *Umstände und Absichten* eine wichtige Rolle. Sie können *immer* aus einer sonst guten Handlung eine schlechte machen. Das Umgekehrte ist, wie wir gerade gesehen haben, *nicht immer* der Fall. Häufig aber doch. Ein Beispiel: Jemanden zu verwunden, ist eine ihrer Art nach schlechte Handlung. Als chirurgischer Eingriff kann jedoch eine Handlung dieser Art der guten Absicht halber selbst gut sein.

Auch unbeabsichtigte, aber in Kauf genommene schlechte *Folgen* einer Handlung gehören zu den Umständen, die deren Qualität in manchen

Fällen, aber nicht immer beeinträchtigen. In unserem Zusammenhang ist insbesondere zu beachten, daß die Ziele, die ein Arzt mit schmerzstillenden und beruhigenden Mitteln verfolgt, so wichtig sind, daß er ihretwegen Lebensverkürzung als Folge der Verabreichung in Kauf nehmen darf und soll.

Schließlich sind *Bewußtsein und Bewertung* des eigenen Tuns eine Quelle seiner moralischen Qualität. Was heißt das?

1. *Zum Thema Bewußtsein des eigenen Tuns:* Was man tut, ohne es zu wissen, kann nicht schlecht sein, sofern es entweder nicht möglich oder nicht geboten war, sich das Wissen anzueignen. Ein Arzt ist z.B. nach diesem Prinzip nicht zu verurteilen, wenn er in einem dringenden Notfall eine Injektion gibt, *ohne vorauszusehen*, daß der Patient auf das verwendete Mittel mit einer ganz seltenen, tödlichen Allergie reagiert; wohl aber, wenn er – in einem weniger dringenden Fall – Gelegenheit hatte, die Unschädlichkeit der Injektion zuvor zu prüfen.

2. *Zum Thema Bewertung des eigenen Tuns:* Das Tun eines Menschen wird im allgemeinen nicht dadurch richtig, daß er es für richtig hält. Eine falsche moralische Auffassung ist ja häufig selbst Bestandteil eines schlechten Charakters. Man denke etwa an Rassisten oder an überzeugte Eugeniker im Dritten Reich. Andererseits aber macht die Auffassung, was man tue, sei schlecht, dieses Tun – ein Handeln gegen die eigene Überzeugung – unweigerlich schlecht.

Sich solide und nach besten Kräften ethisch zu orientieren ist also wichtig – vor allem in einem Beruf, in dem die Öffentlichkeit und vielleicht auch der Patient oder seine Verwandten einen Druck ausüben, unter dem man sich leicht zu etwas herbeiläßt, was der eigenen Überzeugung widerstreitet.

Bevor ich zu meiner nächsten These komme, muß ich noch an ein weiteres sehr allgemeines Prinzip der Ethik erinnern, das für das Thema dieses Vortrags von großer Bedeutung ist. Im Hinblick auf schwerstkranke oder sehr hinfällige Patienten wird ein Arzt oft vor der Frage stehen: „Wie soll ich vorgehen: so oder so? Soll ich diese Lungenentzündung noch behandeln oder nicht?“ Häufig wird hier die Antwort lauten: *Beides ist in Ordnung*. Das heißt: In vielen Fällen kann Unterschiedliches aus guten Gründen geschehen, und ohne irgendeine ethische Norm zu verletzen.

These 3: Medizinische Berufe sind nicht durch ein Können, sondern durch ein spezifisches Ziel definiert.

Wir müssen uns nun der Frage nach Art und Sinn medizinischer Hilfe nähern und damit der Frage nach dem Wesen medizinischer Berufe.

Zunächst: Ärzte verfolgen auf der Basis ihres spezifischen Könnens auch Ziele, deren Verfolgung mit dem medizinischen Beruf *nicht notwendig verknüpft ist.*

Manche davon sind respektabel oder lebensnotwendig. Niemand wird es einem Menschen verargen, wenn er durch seine berufliche Arbeit Geld verdienen möchte. Auf ganz andere Weise liegen die Ziele gerichtsmedizinischer Tätigkeit außerhalb der Aufgabenstellung, die den Arzt als solchen auszeichnet.

Leider gibt es auch weniger respektable außer-medizinische Ziele, die zunehmend von Ärzten und medizinischem Personal verfolgt werden. Dazu zähle ich insbesondere Abtreibung und Euthanasie.

Noch vor aller moralischen Wertung von Abtreibung und Euthanasie sollte ein Arzt eigentlich zunächst einmal eine *Zumutung* darin erblicken, daß man derlei ausgerechnet *von ihm* erwartet, der sich dem Dienst am Leben verschrieben hat, und nicht, sagen wir, von einem Bestattungsunternehmer mit entsprechender Zusatz-Qualifikation – oder von jedem Bürger (schmerzlose Euthanasie-Verfahren als Bestandteil des Erste-Hilfe-Kurses!).

Freilich, da der Arzt sich notwendigerweise auf die Bedingungen des Lebens *und des Sterbens* versteht, ist sein *Können* unumgänglich ambivalent. Jedoch ist er durch sein spezifisches *Können* zwar als Arzt qualifiziert, aber nicht definiert. *Ärztliche Hilfe ist nicht dasselbe wie Hilfe, die ein Arzt aufgrund seines spezifischen Könnens leistet.*

Ich nehme z.B. an, daß ein guter Arzt wie kein anderer dazu qualifiziert ist, einen Menschen unauffällig zu vergiften. Aber wenn er mit solchem Tun z.B. einem Diktator hülfe, würden wir dies nicht ärztliche Hilfe nennen.

Um den ärztlichen Beruf zu verstehen, müssen wir also wissen, *welche Ziele* ihn auszeichnen. Die *darauf gerichtete* Hilfe können wir dann als ärztliche Hilfe bezeichnen – und das ist dann *nicht* einfach Hilfe aufgrund spezifisch ärztlichen Könnens.

Fragen wir also zum einen: Was gehört zum Helfen überhaupt, wenn es gutes Helfen sein soll? Und zum anderen: Worin besteht spezifisch ärztliche Hilfe?

These 4: Die Hilfsbereitschaft, die der medizinische Beruf verlangt, ist eine Tugend, die sich einerseits auf spezifische (medizinische) Ziele, andererseits auf Bitte oder Einverständnis des Patienten, auf dessen Bedürfnislage als ganze und auf die Erfordernisse anderer Tugenden bezieht.

Medizinische Berufe verlangen nicht nur Können und eine spezifische Zielsetzung, sondern auch die *Bereitschaft,* im Rahmen dieser Zielsetzung zu *helfen.* Sie verlangen insofern eine Variante der Tugend der Hilfsbereitschaft.

Zu jeder Tugend gehört eine gefestigte Haltung, aus der heraus man bestimmte *Handlungsgründe und Motive* in besonderer Weise *respektiert* und andere *relativiert.* Zum Beispiel *respektiert* die *Gerechtigkeit* die Rechte anderer als Gründe für eigenes Tun und Lassen; *die Tapferkeit relativiert* Gesichtspunkte der Gefahr und des Risikos im Blick auf wichtige Ziele.

Wie steht es in dieser Hinsicht um die Tugend der Hilfsbereitschaft? Nun, sie macht uns vor allem bereit, zwei Gesichtspunkte zu Handlungsgründen zu machen: 1. das *Bedürfnis* des anderen, 2. dessen *Bitte* bzw. sein *Einverständnis* mit der beabsichtigten Wohltat.

Beides ist von unmittelbarer Bedeutung für die Begrenzung ärztlichen Handelns, gerade auch im Blick auf das Thema Lebensverlängerung:

1. *Zum Thema Bedürfnis:* Medizinische Behandlung muß sich am *Bedürfnis* des Patienten orientieren, nicht am medizinisch Möglichen. Gewiß, die Grenzen medizinischer Möglichkeiten werden unausweichlich das Helfen *begrenzen*; aber umgekehrt ist die Tatsache, daß eine Behandlung technisch, finanziell, biologisch *machbar* ist, kein hinreichender Grund, sie zu *praktizieren*.

Im übrigen muß der Begriff des Bedürfnisses ganzheitlich, dh. vom Leben und von den Lebensmöglichkeiten des Patienten her, präzisiert werden. Den Horizont ärztlicher Hilfe bilden nicht die Bedürfnisse des Kniegelenks oder des Kreislaufs, auch nicht die Erfordernisse eines möglichst langen Lebens, ja noch nicht einmal einzig die der Gesundheit, sondern die

Bedürfnisse, die ein *möglichst gutes Leben dieses Patienten* überhaupt mit sich bringt.

Ein extremes Beispiel mag das Gemeinte verdeutlichen: Im Dritten Reich kam es vor, daß ein Arzt nicht im Rahmen der äußeren Möglichkeiten und des eigenen Könnens für die Wiederherstellung seines Patienten sorgte, weil er wußte: Sobald ich ihn als geheilt entlasse, ist er dem Zugriff der Gestapo ausgeliefert. Hier wäre die im engeren Sinne ärztliche Hilfe, die die Aufgabenstellung des Arztes als solchen kennzeichnet, nicht Hilfe im Sinne der Tugend der Hilfsbereitschaft gewesen. Denn diese Tugend manifestiert sich nicht in einer Hilfe, die aufs Ganze gesehen mehr Gefahr und Schaden als Chance und Nutzen herbeiführt.

Im Hinblick auf unser Thema bedeutet ganzheitliche Bedürfnis-Orientierung: Medizinische Maßnahmen müssen, um angemessen zu sein, nicht nur der Genesung oder der Bewältigung einer partiellen Beeinträchtigung dienen. *Sie müssen auf dem Weg über diese Resultate zur Lebensqualität des Patienten insgesamt beitragen.*

Die mit einer Behandlung verbundenen Schmerzen oder sonstigen Folgelasten z.B. können durchaus so gravierend sein, daß Arzt und Patient gut daran tun, auf diese Behandlung zu verzichten – auch dann, wenn dies das Leben des Patienten verkürzt.

Dieser Gesichtspunkt der umfassenden Bedürfnisorientierung ist auch zu berücksichtigen, wenn es um Maßnahmen der Wiederbelebung, um künstliche Beatmung, um die Initiation von Sondenernährung, und manchmal sogar, wenn es um Fortsetzung einer regelmäßigen Dialyse geht.

Auch die medizinische Intervention bei terminaler Krankheit kann nur dann als wirklich bedürfnis-orientiert gelten, wenn ihre Absicht entweder palliativ ist oder einem legitimen besonderen Wunsch des Patienten Rechnung trägt. Andernfalls wird sie zu recht als bloße Verlängerung des Sterbens betrachtet und abgelehnt. Unter dieser Rücksicht hat z.B. eine noch so wirksame antibiotische Behandlung oder Stützung des Kreislaufs nicht immer den Charakter der ärztlichen Hilfe.

2. *Zum Thema Einverständnis:* Im Falle eines erwachsenen Patienten, der nach alltäglichen Maßstäben entscheidungsfähig ist, darf der Arzt keine noch so gutgemeinte oder notwendige Maßnahme ergreifen, wenn sie nicht vom Patienten erbeten oder doch ausdrücklich oder unausdrücklich akzeptiert ist.

Auch wenn ein Arzt der Meinung ist, die Beendigung oder Unterlassung einer bestimmten Therapie sei nicht vertretbar, muß er auf sie verzichten, wenn der „kompetente“ erwachsene Patient sie nicht wünscht.

Daraus folgt keineswegs, daß er umgekehrt der Bitte des Patienten entsprechen muß, wenn dieser *auf einer Maßnahme besteht*, die der Arzt für unsinnig, unnötig schmerzhaft, gefährlich oder aus anderen Gründen für unklug oder unerlaubt hält.

Hier wirkt sich die Tatsache aus, daß der Arzt – wie jeder andere auch – für sein *Tun* nach strengerem Maßstab verantwortlich ist als für seine Unterlassungen. Vieles, was ein Grund sein kann, eine an sich *gute Handlung zu unterlassen*, kann kein Grund sein, eine an sich *schlechte Handlung zu vollziehen.*

Diese Beobachtung verweist uns auf ein noch allgemeineres Prinzip der Ethik: Keine Charaktereigenschaft ist eine Tugend, sofern sie nicht mit allen übrigen Tugenden und sonstigen Erfordernissen der Moral und der Klugheit harmoniert.

Denn was ist der Sinn der Tugenden? Wir benötigen sie, um als Menschen gut zu leben. Dazu kann jede einzelne Tugend nur beitragen, wenn sie, bildlich gesprochen, die Grenzen respektiert, jenseits derer andere Tugenden beanspruchen, ihren spezifischen und unentbehrlichen Beitrag zu einem guten Leben zu leisten.

Hilfsbereitschaft, auch die der medizinischen Berufe, ist also nur dann eine Tugend, wenn ihre Betätigung die Forderungen der Gerechtigkeit, der Nächstenliebe, der Rücksichtnahme, der Lebensbejahung, der Achtung menschlicher Würde usw. nicht verletzt. (Eine Anmerkung im Blick auf die Euthanasie-Diskussion: Auch Mitleid ist nur unter dieser Bedingung eine Tugend!) Allgemeiner gesagt: Gut ist das helfende Handeln nur, wenn die Maßnahme selbst und die zugrunde liegende Einstellung sich am Maßstab des guten Lebens überhaupt orientieren.

Im Falle ärztlicher Hilfe umfaßt dieser Maßstab das Wohlergehen des Patienten ebenso wie die charakterliche Integrität aller Beteiligten.

These 5: Die Aufgabe des Arztes besteht darin, der Beeinträchtigung durch Krankheit entgegenzuwirken.

Mit der Anmahnung einer ganzheitlichen Sicht von Patienten-Bedürfnissen soll keineswegs gesagt sein, ärztliche Hilfe beziehe sich eigentlich gleichermaßen auf alle Bereiche des menschlichen Lebens. Eine dermaßen umfassende Aufgabenstellung wird tatsächlich von der Weltgesundheitsorganisation (WHO) suggeriert, wenn sie Gesundheit ausdrücklich definiert als „Zustand vollkommenen körperlichen, geistigen und sozialen Wohlbefindens und nicht allein das Fehlen [gemeint ist wohl: die Abwesenheit] von Krankheiten und Gebrechen“. Dieser Definition zufolge müßten Ärzte und Krankenhauspersonal zugleich Sozialarbeiter, Lehrer, Erzieher, Seelsorger, Lebensberater und manches mehr sein, um sich wirklich für die ‚Gesundheit' ihrer Patienten einsetzen zu können.

Meiner These zufolge gehören die entsprechenden Belange des Patienten *nicht* zum *Gegenstand* ärztlicher Hilfe, sondern sie sind zu *berücksichtigen*, wenn es darum geht, welche *Gestalt* die spezifisch *ärztliche* Hilfe unter gegebenen *individuellen Umständen* annehmen sollte. D.h.: Der Arzt muß diese Belange im Normalfall nicht selber fördern, wohl aber Platz für sie lassen und gegebenenfalls ihre Förderung veranlassen (z.B. den Sozialarbeiter oder den Seelsorger einschalten).

Um so dringlicher stellt sich die bisher aufgeschobene Frage, worin das positive Spezifikum der ärztlichen Aufgabe denn tatsächlich bestehe.

Es ist klar, daß Heilbehandlung im Mittelpunkt dieser Aufgabe stehen muß. Gerade im Hinblick auf den ärztlichen Umgang mit dem Ende des menschlichen Lebens jedoch müssen die Grenzen weiter gezogen werden – wenn auch, wie gesagt, nicht so weit, wie die Weltgesundheitsorganisation sie gerne ziehen möchte.

Ich werde hier eine Definition vorschlagen, die unseren unartikulierten Vorstellungen vom Sinn medizinischer Berufe ziemlich nahekommen dürfte. Dabei ist mir bewußt, daß ich als *ärztlich* eine Aufgabe definiere, in die sich in unserem Kulturkreis faktisch Ärztinnen und Ärzte, Krankenschwestern, Pfleger, Psychologen, Physiotherapeuten usw. teilen.

Die Aufgabe des Arztes, so lautet mein sehr einfacher Definitionsvorschlag, besteht darin, *der Beeinträchtigung durch Krankheit entgegenzuwirken.* Dabei soll der Begriff der Krankheit auch Verletzung, körperliche und geistige Behinderung, seelische Störungen und Geisteskrankheiten einschließen.

Den Vorzug der vorgeschlagenen Definition erblicke ich vor allem darin, daß sie von vornherein *sowohl* die *Verhinderung und Beseitigung* von *Ursachen* gesundheitlicher Beeinträchtigung in den Blick nimmt *als auch* die *Begrenzung und die Bewältigung* jener krankheitsbedingten Beeinträchtigungen, die *nicht* zu beseitigen sind.

Im einzelnen berücksichtigt die Definition folgende Bereiche ärztlicher Hilfe:

1. Indirekte Beiträge zur Verhütung und zur Bekämpfung von Krankheiten und zur Linderung von Beeinträchtigungen durch biologische und medizinische Forschung (incl. Pathologie), durch Entwicklung und Erprobung von Medikamenten, Heilverfahren, Prothesen, medizinischen Maschinen usw.; und nicht zuletzt auch durch die Heranbildung beruflichen Nachwuchses.

2. Verhinderung von Krankheit durch Maßnahmen wie: informierende Publikationen; Beratung in Bezug auf Sport, Ernährung, Lebensweise usw.; Vorbeugung durch Impfung; Geburtshilfe; Seuchenbekämpfung durch Hygiene-Politik usw.

3. Individuelle Anamnese, Beobachtung und Untersuchung (einschl. Labor-Untersuchungen).

4. Eigentliche therapeutische Maßnahmen, die auf Überwindung von Krankheiten, Behebung von Behinderungen und Erlangung (partieller) Gesundheit ausgerichtet sind, nämlich: Verhaltensanweisungen; Unterstützung von Heilungsprozessen durch Medikamente, Kuren usw.; chirurgische Eingriffe; psychotherapeutische Sitzungen; u.a.m.

5. (z.B. im Rahmen der palliativen Medizin:) Hilfestellung bei der Bewältigung von Beeinträchtigungen durch Krankheit und Krankheitsfolgen – z.B. Linderung von Schmerzen; sonstige ‚Symptomkontrolle'; Steuerung der Körpertemperatur; Ermöglichung bzw. Erleichterung einzelner Lebensvollzüge durch Behelfe wie Dialyse oder intravenöse Ernährung, Rollstuhl oder Prothese; Einübung in eine der Krankheit angepaßte Lebensweise und Einstellung sowie Vermittlung hierzu erforderlicher Hilfen und Bedingungen.

In den beiden letzten, für unser Thema zentralen Bereichen der ärztlichen Hilfe ist übrigens die Unterscheidung zwischen vorübergehenden (reversiblen) und dauerhaften (irreversiblen) Maßnahmen wichtig. Das gilt vor allem für Ersetzung und Stützung von Organfunktionen, vor allem im Hinblick auf die Frage ihrer *Zumutbarkeit*.

These 6: Lebensverlängerung gehört als solche nicht zu den Aufgaben des Arztes.

In meiner Erläuterung spezifisch ärztlicher Aufgaben ist von Lebensverlängerung nicht die Rede. Und ich denke, das ist auch ganz in Ordnung.

Nicht, als hätte die Tätigkeit des Arztes mit Lebensverlängerung nichts zu tun. Im Gegenteil.

Erstens bedeutet jede Überwindung einer tendentiell tödlichen Krankheit *eo ipso* Lebensverlängerung. Zweitens verlängert überhaupt ein Mehr an Gesundheit und ein Weniger an Krankheit im großen und ganzen die Lebenserwartung. – In beiden Zusammenhängen ist *Lebensverlängerung* eine charakteristische Folge relativer *Gesundheit* – einfach deshalb, weil der *Tod* im Normalfall – wenn wir also Tötung im Krieg, durch Unfall usw. außer acht lassen – durch *Verlust von Gesundheit* bewirkt wird.

Drittens kann Lebensverlängerung – z.B. bei vielen Koma-Patienten – sozusagen ein Etappenziel sein, das erreicht werden muß, um Heilbehandlung überhaupt zu ermöglichen. Auf andere Weise kann Lebensverlängerung Mittel zum Zweck sein, wenn der Arzt eine hirntote schwangere Frau am Leben zu halten sucht, um das ungeborene Kind retten zu können. Und wieder eine andere Rolle spielt Lebensverlängerung, wenn eine Patientin vom Arzt eine Behandlung erbittet, deren Gelingen es ihr noch erlauben wird, die Geburt ihres Urenkels mitzubekommen.

In keinem dieser Fälle ist Lebensverlängerung das eigentliche Ziel der ärztlichen Hilfe. Sie tritt *nicht neben* das Ziel, der *Beeinträchtigung des Patienten durch Krankheit entgegenzuwirken*, und sie ist auch *nicht eigentlich Bestandteil* dieses Zieles.

Wo Lebensverlängerung nicht Mittel zum Zweck ist, gehört sie zu den natürlichen guten Folgen eines erfolgreichen Kampfes gegen die Beeinträchtigung durch Krankheit. Aber Ziel dieses Kampfes ist nicht das längere Leben, sondern Genesung von der Krankheit bzw. Bewältigung der Krankheit und ihrer Folgen.

Könnte man aber nicht sagen: Zu einem rundherum gesunden Leben gehört auch ein anständiges Alter – mindestens die 70 Jahre, die sogar der pessimistische Autor von Psalm 90 für normal zu halten scheint?

Ich werde mich hüten, dem Psalmisten zu widersprechen. Zu den Charakteristika jeder Spezies, also auch zur menschlichen Lebensform, gehören mehr oder weniger bestimmte Dimensionen der zeitlichen Erstrekkung. Wer sie nicht erreicht, dem geht etwas ab. Und wir betrauern den frühen Tod vor allem junger Erwachsener, die, wie wir sagen, das Leben noch vor sich hatten, in ganz besonderer Weise.

Aber gerade weil es die Überwindung von Krankheiten ist, die Sterben und Tod immer wieder aufschiebt, wird Lebensverlängerung in der

Tätigkeit des Arztes sozusagen fast ständig *mitbesorgt*, ohne eigens Ziel sein zu müssen.

Es ist zwar plausibel – und auch völlig in Ordnung –, wenn der Arzt zwischen Lebensaltern unterscheidet. Zum Beispiel, indem er der 80-jährigen, die es zufrieden ist zu sterben, nicht mehr die Therapie zumutet, mit der er eine 25-jährige am Leben zu erhalten sucht.

Aber heißt das etwa: Er behandelt die junge Frau, *damit sie älter wird*; oder *damit sie Gelegenheit hat, älter zu werden*? Wohl kaum.

Vielmehr läßt er sich in beiden Fällen einfach von der Absicht leiten, der *Beeinträchtigung des Patienten durch Krankheit entgegenzuwirken* – ganz im Sinne meiner Definition der ärztlichen Aufgabe.

Nur bedeutet dies im Hinblick auf die alte, ohnehin bereits hinfällige Frau vielleicht Therapie-Verzicht, weil die Begleiterscheinungen und Folgen der Therapie insgesamt mehr Beeinträchtigung ausmachen würden, als die Therapie beseitigen könnte. Bei ihrer jungen Zimmergenossin hingegen darf er damit rechnen, daß sie nach überstandener Mühsal noch jahre- oder jahrzehntelang für die belastende, aber lebensrettende Behandlung dankbar sein wird.

Muß aber nicht *Lebenserhaltung* als Ziel ärztlichen Handelns gelten? (Im Gegensatz zu ‚Lebensverlängerung' läßt ‚Lebenserhaltung' nicht an einen rein quantitativen Maßstab denken.)

Nun, wo immer Aussicht auf Überwindung einer lebensgefährdenden Krankheit besteht, schließt das Erreichen des Behandlungsziels Lebenserhaltung ohnehin ein. Wo dagegen Behandlung und Pflege dieses Ziel nicht erreichen können, sollte im allgemeinen Lebenserleichterung, nicht aber Lebenserhaltung das Ziel sein.

Im allgemeinen. Es gibt jedoch Fälle, in denen eine lebensgefährdende Krankheit nicht überwunden, wohl aber ihre tödliche Wirkung verhindert werden kann. In diesem Sinne wird Niereninsuffizienz u.U. mit regelmäßiger Dialyse behandelt. In solchen Fällen mag man Lebenserhaltung als Ziel der ärztlichen Hilfe bezeichnen. Aber auch hier ist deren Spezifikum und unmittelbarer Sinn der Kampf gegen die Auswirkungen einer *Krankheit*.

Gewiß, Prophylaxe – wie Gymnastik oder der Verzicht aufs Rauchen – dient der Lebenserhaltung. Aber das tut auch Vorsicht im Straßenverkehr. Der spezifisch *medizinische* Beitrag auch zur Lebenserhaltung bleibt: der Beeinträchtigung durch Krankheit entgegenzuwirken; und manchmal wird dieses Entgegenwirken nicht Beitrag zur Lebenserhaltung sein, sondern

Beitrag zu Lebenserleichterung – sogar unter Inkaufnahme einer Lebensverkürzung.

These 7: Für Behandlungsverzicht gibt es unterschiedliche legitime Gründe. Zu diesen gehört insbesondere die Absicht des Patienten, der Last der Behandlungsfolgen zu entgehen, nicht jedoch die Absicht, die Last des Lebens abzuschütteln.

Damit stehen wir vor der Frage, unter welchen Umständen ein Arzt von Maßnahmen absehen darf oder soll, die notwendig sind, um einen Kranken am Leben zu erhalten. Die Frage stellt sich insbesondere bei schwerstbehinderten Neugeborenen, bei Patienten im Wachkoma und bei alten Menschen, deren letzte Tage oder auch Wochen und Monate mit Schmerzen, Atemnot, Übelkeit, Erbrechen usw. oder auch mit Depression oder anderen seelischen Lasten so beschwert sind, daß sie diese Zeit als ein mühsames, langes Sterben erleben.

Da auch innerhalb dieser drei Gruppen die Fälle sehr voneinander abweichen, werden meine Bemerkungen ziemlich allgemein ausfallen müssen.

1. Aus der Tatsache, daß der Patient schwer behindert oder geisteskrank ist oder nie mehr zum vollen Bewußtsein kommen wird, folgt nicht, man könne ihm durch Pflege und Behandlung nicht *helfen.*

Gelegentlich heißt es etwa im Hinblick auf anhaltend komatöse Patienten, man könne gar nicht wissen, was Hilfe hier heißen könne. Aber was ärztliche Hilfe im Sinne von These 5 bedeutet, läßt sich auf diese Patienten grundsätzlich ebenso beziehen wie auf Embryonen oder auf Menschen bei Bewußtsein. Und ob solche Hilfe, aufs Ganze gesehen, zum besseren Leben verhilft, ist eine Frage, die wir wohl nie mit Gewißheit beantworten können.

2. *Weder für den Patienten noch für den Arzt besteht eine uneingeschränkte moralische Notwendigkeit,* den drohenden Tod so lange wie möglich zu verhindern.

Unter manchen Umständen wären die Behandlungsfolgen für den Patienten so belastend, daß Unterlassung der Therapie gerechtfertigt ist – *sofern* die Begründung der Unterlassung darin liegt, daß ein Abwägen guter und schlechter Behandlungsfolgen für das Leben des Patienten mit Rücksicht auf seine Bedürfnisse insgesamt gegen die Behandlung spricht.

Dagegen kann solche Unterlassung *nicht* durch die *Absicht* gerechtfertigt sein, den Tod oder ein baldiges Sterben des Patienten *herbeizuführen* – auch wenn der Tod hier als Mittel zu dem ferneren Zweck intendiert wird, das Leid des Patienten zu beenden. Ebensowenig liefern die eingeschränkten Lebensperspektiven und die besonderen Bedürfnisse eines Menschen im Wachkoma einen Grund dafür, ihn durch Unterlassung notwendiger Behandlung oder gar Ernährung *sterben zu lassen*. Gesichtspunkte der Verhältnismäßigkeit dienen nur der Abwägung zwischen guten und schlechten Folgen einer Behandlung.

3. Freilich kann es *unabhängig* von Lebensperspektiven und Bedürfnissen eines Patienten legitime Gründe für den Behandlungsverzicht geben. Ich denke insbesondere an Personalmangel, Kontingentierung von Ressourcen, Prioritäten bei Triage (z.B. bei einem Massen-Unfall) u.ä. Außerdem konkurrieren mit dem Budget der Krankenkassen legitimerweise die finanziellen Erfordernisse des Bildungswesens, der Sicherheit, der öffentlichen Fürsorge usw.

Wie in nicht-medizinischen Zusammenhängen gilt auch hier, daß wir *nicht jeden* Aufwand erbringen müssen, um zu helfen. Und nicht jedes *Bedürfnis* bringt unabhängig von Umständen einen *Anspruch* auf Hilfe mit sich!

In diesem Zusammenhang ist auch zu beachten, daß der ärztliche Eingriff in vielen Fällen als Teil einer viel umfassenderen Hilfe zu bewerten ist. Was ich damit meine, mag ein Beispiel zeigen.

Ein Patient wird wiederbelebt, nachdem bereits vor mehreren Minuten der Herzstillstand eingetreten ist. Untersuchungen lassen vermuten, daß die Behandlung auf der Intensivstation zwar zu einer Normalisierung wichtiger Organfunktionen führen, daß aber eine Schädigung des Gehirns zurückbleiben wird, so daß mit einem komatösen Zustand oder jedenfalls Pflegebedürftigkeit zu rechnen ist.

Die zu erwartende Schädigung und die damit verbundene Minderung der Lebensqualität des Patienten sind, für sich genommen, *kein* Grund, die Behandlung einzustellen. Doch ist zu bedenken, daß diese Behandlung *nur als Teil* einer umfassenderen Hilfe sinnvoll ist, zu der insbesondere auch die spätere Pflege gehört, die der Patient nach erfolgreicher Behandlung aller Voraussicht nach benötigen wird. Kann diese Pflege aus diesem oder jenem Grund nicht als gesichert gelten, verliert die partielle Hilfe des Arztes ihren Sinn; und es dürfte geboten sein, die Behandlung einzustellen und den Patienten sterben zu lassen.

Im angenommenen Fall ist dieses Vorgehen angemessen – nicht, weil es hier einen ‚guten Grund' gäbe, den Patienten sterben zu lassen, sondern weil es *keinen guten Grund* für die Behandlung gibt. Einen solchen Grund gibt es deshalb nicht, weil das Ziel der Behandlung – die Wiederherstellung einer wenn auch eingeschränkten Lebensqualität – nicht erreichbar ist, solange die weiteren notwendigen Bedingungen der Zielerreichung nicht erfüllt sind.

Auch die Ungewißheit der medizinischen Prognose spricht hier nicht unbedingt dafür, *‚im Zweifel auf jeden Fall'* die Behandlung fortzusetzen. Vielmehr muß sich der Arzt die Frage stellen: ‚Besteht unter den gegebenen Umständen und Zukunftsperspektiven eine hohe Wahrscheinlichkeit, daß ich mit dieser Behandlung der *Beeinträchtigung des Patienten durch Krankheit entgegenwirke*?'

4. Der medizinische Eingriff muß als vergeblich und sinnlos gelten, wo nicht zu verhindern ist, daß die Erkrankung bald zum Tod führt, – es sei denn, gute Gründe, z.B. Patienten-Wünsche, sprechen für ein Hinauszögern des Todes.

5. Überhaupt läßt die Orientierung ärztlicher Hilfe an den umfassenden Bedürfnissen des Patienten Spielraum für dessen Einflußnahme auf therapeutische und palliative Maßnahmen. Denn auf die Frage, was in einer konkreten Situation zu tun sei, lassen ethische Überlegungen häufig mehr als eine Antwort zu. (Vgl. These 2, letzter Absatz der Erläuterung.)

6. Erfahrungen in der Hospizbewegung und in der palliativen Medizin beweisen, daß schwer leidenden Kranken fast immer so weitgehend geholfen werden kann, daß sie die letzte Zeit ihres Lebens nicht bloß als langsames Sterben erleben. Als entscheidend erweist sich, wo körperliche Beschwerden nur begrenzt zu lindern sind, die Erfahrung des Patienten, *nicht aufgegeben zu werden.*

Im übrigen ist die Anwendung sedativer Mittel (z.B. Barbiturate) im Notfall eine legitime Weise, übermäßigen Beschwerden entgegenzuwirken, auch wenn man damit eine Beschleunigung des Sterbens in Kauf nimmt (nicht: beabsichtigt).

These 8: Ärztliche Hilfe muß weder Lebensverlängerung anstreben noch Sterbeverlängerung in Kauf nehmen.

Die Ergebnisse meiner Überlegungen lassen sich so zusammenfassen:

Lebensverlängerung ist an sich *kein Ziel* ärztlicher Hilfe. Der *Verzicht* auf Maßnahmen, die sich lebensverlängernd *auswirken*, kann gerechtfertigt sein – aber nicht, weil er sich lebensverkürzend auswirkt. Vielmehr kommen hier Fälle in Betracht, in denen bestimmte medizinische Maßnahmen, gemessen an den Lebensbedürfnissen des Patienten, nicht als ärztliche Hilfe gelten könnten.

Diese *Bedürfnisse* können insbesondere die Absicht des Patienten rechtfertigen, der Last von Behandlungsfolgen zu entgehen. Sie rechtfertigen aber nicht die Absicht, das eigene Leben durch aktive *oder passive* ‚Sterbehilfe' abkürzen zu lassen. Wirkliche Sterbe-Hilfe verlangt vonseiten des Arztes, der Krankenschwester usw. vor allem *lebenserleichternde* Maßnahmen. (Vgl. Abschnitt 5. unter These 5.)

Wo eine bestimmte Form der Behandlung entweder ihr therapeutisches Ziel nicht mehr erreichen kann oder aber anderen Zielen ärztlicher Hilfe oder schließlich gewichtigen und legitimen Patienten-Interessen im Weg steht, darf und soll eine solche Form der Behandlung unterbleiben. In diesem Sinne ist *Sterbeverlängerung ebenso unzulässig wie unnötig*.

III. Sterben und Sterbehilfe in der medizinischen Praxis

Sterbebegleitung und Palliativmedizin aus der Perspektive ärztlicher Praxis

Johannes Bonelli

Plädoyer für eine neue Kultur des Sterbens

Zugegeben, in unserer Gesellschaft herrscht heute eine gewisse Hilflosigkeit im Umgang mit schwerkranken Patienten und Sterbenden. Sterbende werden in Institutionen abgeschoben und oft in unmenschlicher Weise alleine gelassen. Der Tod wir als etwas beinahe schamhaft Verbotenes angesehen, das vor der Öffentlichkeit verborgen bleiben muß.[1] Der Tod ist gleichsam zu einem Tabu geworden. Bis zu einem gewissen Grad hat auch der Fortschritt in der Medizin zu dieser Problematik beigetragen, denn mit der Verlängerung der Lebenserwartung ist eine Multimorbidität der Alten und Schwachen einhergegangen, die viele Probleme aufwirft. Eine menschenwürdige Kultur des Sterbens ist uns dabei weitgehend abhanden gekommen und muß daher wieder neu gewonnen werden. Die Lösung kann freilich nicht darin bestehen, Leidende und Sterbende einfach zu eliminieren.

In Österreich besteht ein weitgehender Konsens darüber, daß eine Tötung niemals ein menschenwürdiges Sterben bedeutet. Das zeigt auch die Deklaration „Menschenwürdiges Sterben", die 50 prominente Persönlichkeiten aus allen politischen und gesellschaftlichen Lagern unterschrieben haben. Erwähnt seien nur Altbundespräsident Dr. Rudolf Kirchschläger, Dr. Alois Mock, Dr. Helmut Zilk, Gesundheitsstadtrat Dr. Sepp Rieder, die Landeshauptleute Waltraud Klasnic und Dr. Wendelin Weingartner, sowie Nationalratspräsident Univ.Prof.Dr. Willi Brauneder, Patientenanwalt Prof.Dr. Vik-

[1] *Aries* P., Western Attitudes towards Death from the Middle Ages to the Present, Open Forum Series, Marion Boyards, London 1976.

tor Pickl und prominente Ärzte wie z.B. Univ.Prof.Dr. Werner Waldhäusl und Univ.Prof.Dr. Johannes Poigenfürst.

Die Rede vom sogenannten Mitleid

Es ist das Mitleid, das eine Zulassung der Tötung auf Verlangen rechtfertigen soll. Was ist das jedoch für ein Mitleid, das dazu führt, den Leidenden selbst zu eliminieren? Ist das nicht in Wahrheit ein Entsolidarisierungsakt der Gesunden von den Kranken? Wer nämlich ehrlich Mitleid hat, eliminiert denjenigen nicht, mit dem er bereit ist, mit-zu-leiden. Im Gegenteil, er wird alles tun, um ihm das Leiden so erträglich wie nur möglich zu machen.

Wenn ein Patient je zu mir gesagt hat: „Herr Doktor, geben Sie mir eine ‚Spritze' – ich möchte sterben", dann war es immer in Wirklichkeit ein verzweifelter Hilferuf, der signalisieren sollte: „Herr Doktor, ich fühle mich alleine und verlassen, ich habe Angst. Ich habe niemanden, ich brauche noch mehr Zuwendung." Tatsache ist auch, daß fast alle Patienten später froh und dankbar sind, wenn sie die einst verlangte Spritze nicht bekommen haben.

Menschenwürde und Selbstbestimmungsrecht

Die Befürworter der Euthanasie reden viel von Menschenwürde. Sie wird mit dem Selbstbestimmungsrecht begründet und man leitet daraus das Recht ab, auf Wunsch getötet zu werden. Allerdings wird dieses Recht auf unheilbar Kranke eingeengt. Aber genau durch diese Einschränkung wird offenbar, daß es sich hier in Wirklichkeit um eine – vielleicht unbewußte – menschenverachtende Forderung handelt. Wenn Selbstbestimmungsrecht ernst gemeint wäre, so müßte jeder Todeswunsch eines erwachsenen, zurechnungsfähigen und informierten Menschen erfüllt werden.[2] Das verlangt aber tatsächlich niemand. Es sind nämlich offensichtlich nur die Alten und Kranken, an deren Lebensschutz der Arzt nicht mehr vorbehaltlos festhalten soll. (Dies wäre ungefähr so, als ob man die allgemeine Gurtenpflicht nur bis zum 65. Lebensjahr einführen wollte, für Pensionisten, Alte und Kranke jedoch mit dem Argument auf Selbstbestimmung freigeben würde.) An den Jungen, Gesunden, Arbeitsfähigen bleiben wir also bedingungslos weiterhin interessiert. Nun besteht aber die Würde des Menschen gerade darin, daß er

---

[2] *Spaemann* Robert/*Fuchs* Thomas, Töten oder Sterbenlassen, Herderverlag, Freiburg-Basel 1997, S. 22 ff.

um seiner selbst willen existiert, und sie hängt in keinster Weise davon ab, ob er gesund oder krank ist!

Ein Kranker, der an der Sinnhaftigkeit seiner Existenz zweifelt, soll also von Staatswegen in seiner Verzweiflung bestärkt werden, indem man ihm einen Exekutor bereitstellt? Das ist keine wahre Humanität! Glaubt jemand heute noch im Ernst, daß ein Patient, der sich in einer derart verzweifelten Lage befindet, im Vollbesitz seiner souveränen Willensentscheidung ist? Der Todeswunsch eines Menschen ist in aller Regel (nämlich in 95% der Fälle) Ausdruck und Symptom einer schweren psychischen Krise. Der bekannte Psychiater und Selbstmordspezialist Erwin Ringel hat Selbstmörder generell als nicht zurechnungsfähig erachtet. Von Freiheit und Selbstbestimmung kann da keine Rede mehr sein. Wir Ärzte sind damit beschäftigt, Selbstmorde zu verhindern, aber nicht, sie zu ermöglichen. Ich erinnere an die bekannten Krisen-Interventionszentren zur einschlägigen Selbstmordverhinderung. Sollen diese Institutionen vielleicht in ihr Gegenteil umfunktioniert werden?

Die Aufgabe des Arztes

Der vor wenigen Tagen verstorbene Präsident der Österreichischen Ärztekammer, Primarius Neumann, hat es so formuliert: „Die hervorragende Aufgabe des Arztes besteht darin, menschliches Leben zu schützen, Schmerzen zu lindern, und Sterbende menschlich zu begleiten. Keinesfalls besteht seine Aufgabe darin, Tötungsaufträge zu übernehmen." Im Artikel 4 des Hippokratischen Eides heißt es: „Nie werde ich jemandem, auch auf Verlangen nicht, ein Tötungsmittel verabreichen oder auch nur einen Rat dazu geben". Diesem Eid hat sich die Ärzteschaft seit Jahrtausenden verpflichtet, und er ist auch heute noch die Grundlage des ärztlichen Berufsethos.

Unsere Aufgabe muß es sein, den Kranken zu helfen, auch in einem leidvollen Leben noch einen Sinn zu finden (Viktor Frankl!). Dazu muß sich unsere Gesellschaft bekennen, und dafür muß man wahrscheinlich einige Reformen und flankierende Maßnahmen in die Wege leiten. Wer aber hier unter dem Vorzeichen von Selbstbestimmungsrecht und Eigenverantwortlichkeit ein Recht auf Tötung einfordert, geht weit an der Realität vorbei. Ich weiß nicht, wie eine andere Berufsgruppe (z.B. die Polizei oder das Militär) reagieren würde, wenn man von ihnen verlangen würde, gegen diejenigen

Mitbürger ihre Waffe zu richten, deren Leben sie von Berufswegen schützen sollten.

Es besteht keinerlei Bedarf für eine Veränderung der bestehenden Rechtssituation betreffend einer menschenwürdigen Sterbehilfe. Niemand darf und kann gegen seinen eigenen Willen unnötig behandelt werden. Wenn das Endstadium einer Krankheit irreversibel eingetreten ist, muß der Arzt den Gedanken zu heilen aufgeben und nur mehr versuchen, dem Patienten das Sterben zu erleichtern. Hier ist der eigentliche Ansatzpunkt, von der wahren Würde des Sterbens zu sprechen. Als Ärzte müssen wir vor allem akzeptieren, wenn unsere ärztliche Kunst zu Ende ist und dürfen uns nicht mit sinnloser Aktivität über diese Niederlage hinwegtäuschen, um uns auf diese Weise selbst zu beruhigen.

Palliativmedizin

Ein kritischer Punkt ist die Fähigkeit des Arztes, die trügerischen Klippen einer überzogenen kurativen Medizin rechtzeitig zu erkennen, um sich der Palliativmedizin zu widmen.[3]

Die Palliativmedizin hat es mit unheilbar Kranken zu tun, deren Krankheit zwar schon weit fortgeschritten ist, wo aber Hoffnung auf Besserung der Beschwerden besteht. Aufgabe der Palliativmedizin ist es also, das Leben mit der Krankheit zu erleichtern. Der Arzt versucht, alle medizinischen Möglichkeiten optimal zu bündeln und so optimale Bedingungen für den Patienten zu schaffen, sein Leben trotz alledem zu meistern. Dabei ist die Schmerzbekämpfung ein wichtiger, aber nicht der einzige Ansatzpunkt. Die eigentliche Stärke einer qualifizierten Palliativmedizin ist ihr multidisziplinärer Charakter, d.h. die Zusammenarbeit vieler Spezialisten am Bett des Kranken. Weiters ist eine psychologische Betreuung der Kranken, aber auch der Verwandten enorm wichtig. In regelmäßigen gemeinsamen Besprechungen sollte für jeden einzelnen Patienten, die für ihn optimale palliative Behandlung besprochen werden. Dabei werden neben der Schmerzbehandlung chirurgische Hilfseingriffe erwogen, Ernährungskonzepte erstellt, die Möglichkeit z.B. einer palliativen Chemotherapie oder Radiotherapie erörtert usw. Ein wichtiger Sektor in der Palliativmedizin ist die mechanische Über-

[3] *Herranz* G., Euthanasie – Gebote und Verbote der Sterbehilfe, in: Thomas, Hans (Hrsg.), Menschlichkeit in der Medizin, Verlag Busse-Seewald GmbH, Herford 1993, S. 221 ff.

brückung von Engstellen im Magen-Darm-Bereich bzw. in den Leber- und Gallenwegen mittels Dehnung und Einlegen von Röhrchen. Dadurch kann z.B. die Nahrungsaufnahme wieder möglich und der Gallenabfluß gewährleistet werden. Durch diese neuen Methoden können oft auch komplizierte und für den Patienten belastende Operationen mit langwierigen Spitalsaufenthalten vermieden werden.

Auf die Palliativstation kommen nicht nur Krebspatienten, sondern z.B. auch lebensbedrohlich abgemagerte Patienten mit schweren Magen-Darmschäden oder mit Eßstörungen. Sie bekommen eine künstliche Sondenernährung, die über eine elektrische Pumpe programmiert und gesteuert wird. Auch Patienten mit Atemstörungen aller Art kann auf der Palliativstation durch spezielle Atemgeräte oder durch regelmäßige Punktionen geholfen werden.

Ziel ist immer das Wohlbefinden des Patienten. Angestrebt wird, daß der Patient letztlich wieder zu Hause im Kreise seiner Familie leben kann. Dabei ist es wichtig, daß die Versorgung daheim auch wirklich abgesichert ist. Dazu ist natürlich in erster Linie die Zusammenarbeit mit den Angehörigen ein wichtiger Eckpfeiler zum Erfolg. Die psychologische Betreuung nicht nur der Patienten sondern auch der Verwandten spielt aber eine wichtige nicht zu unterschätzende Rolle. Darüberhinaus ist meist auch die Kontaktaufnahme mit dem Hausarzt und oft auch mit dem sozialen Dienst notwendig. In bestimmten Fällen wird es notwendig sein, den Patienten zur weiteren häuslichen Betreuung dem Palliativteam, z.B. der Hospizbewegung, zu übergeben.

Besonderer Wert wird auf eine gute Arzt-Patienten-Beziehung gelegt. Nur wenn das Palliativteam den Patienten wirklich gut kennt und sich der Patient auf der Station fast wie zu Hause fühlt, nur wenn ein Vertrauensverhältnis besteht zwischen Patient, Behandlungsteam und Verwandtschaft, nur dann werden die Bemühungen wirklich von Erfolg gekrönt sein. Dazu gehört neben dem richtigen psychologischen Umgang mit Schwerkranken auch die spirituelle Betreuung, v.a. aber echte und menschliche Zuneigung von Seiten des Betreuungsteams. Gerade die Erfahrung mit Schmerzpatienten zeigt, daß psychologische Faktoren unabhängig von der organischen Ursache – die Heftigkeit von Schmerzen ganz wesentlich beeinflussen! Eine Atmosphäre der Hoffnungslosigkeit und des Mißmutes, Mangel an Mitgefühl, Angst und persönliche Spannungen, können den Schmerz trotz optimaler medikamentöser Therapie erheblich verschlimmern. Umgekehrt kann eine harmonische, friedliche Atmosphäre den Schmerz ganz wesentlich mildern, wodurch sogar oft Schmerzmittel eingespart werden können. Dies ist nicht von unwesentlicher Bedeutung. Man soll nämlich nicht glauben, daß Schmerzmittel alleine, wenn sie nur hoch genug dosiert werden, das Allheilmittel darstellen. Schmerzmittel haben auch erhebliche Nebenwirkungen wie Übelkeit, Verstopfung, Verwirrtheit, Atemlähmung usw. Für manche Patienten können diese Nebenwirkungen oft unerträglicher werden als der Schmerz selbst. Deshalb ist die psychologische Betreuung – v.a. die liebevolle familiäre Umgebung – unabdingbare Voraussetzung für eine wirksame Schmerztherapie.

Ein wichtiger Faktor in diesem Zusammenhang ist auch die Gewißheit des Patienten, daß er notfalls jederzeit wieder auf der Palliativstation aufgenommen werden kann, wenn zu Hause Probleme auftreten oder sich der Zustand verschlechtert.

Sterbebegleitung

Es ist unsere Pflicht, dem Sterbenden die letzten Stunden seines Lebens so schön und friedvoll wie nur immer möglich zu gestalten. Wenn der Patient in seinen letzten Tagen und Stunden nicht nur technische Machbarkeit und geschäftige Routine erfährt, sondern echte menschliche Wärme, Anteilnahme und Nächstenliebe, dann wird er in einem leidvollen Leben sehr wohl auch noch einen Sinn erkennen und kaum den Wunsch äußern, sein Leben vorzeitig zu beenden.

Gilt die Tötung auf Verlangen jedoch einmal als gesellschaftliche Normalität, so wird vielen unheilbar Kranken dieses Verlangen bald als soziale Pflicht erscheinen. Von Freiwilligkeit kann daher gerade unter solchen Bedingungen keine Rede sein. Im Gegenteil, der Tötung gegen den eigenen Willen wird – wie die holländische Erfahrung zeigt – Tür und Tor geöffnet.

Der Wunsch nach assistiertem Selbstmord bei unheilbaren Krebspatienten – Eine Standortbestimmung der Hauptursachen für die zunehmenden Diskussionen

Barbara Fazeny und Heinz Huber

1. Einleitung

Aktive Sterbehilfe und „physician-assisted suicide“ (Beihife zum Selbstmord) sind weltweit sowie nach österreichischem Strafrecht Tötungsdelikte (§77 und §78 StGB)[1].

Legalisiert bzw. pseudolegalisiert ist die aktive Sterbehilfe lediglich in den Niederlanden, sowie im Bundesstaat Oregon/USA (seit 27.10.1997); vorübergehend legalisiert (neun Monate) war sie in Australien in den Northern Territory.

Auch in Österreich ist die Diskussion dazu lebhaft. Ziel dieser Arbeit ist es, nach den Ursachen und Gründen eines ersehnten Wunsches nach aktiver Sterbehilfe und „physician-assisted suicide“ bei Tumorpatienten zu fragen. Wir gehen jedoch davon aus, daß derartige Maßnahmen ethisch nicht akzeptabel sind.

Während der Tod früher eingebettet in ein christliches Weltblid, eher als ein Teil des Lebens mit der Hoffnung auf Wiederauferstehung verstanden werden konnte, ist heute eine allgemeine Hilflosigkeit im Umgang mit Sterbenden zu verzeichnen, die auf Hoffnungsverlust und Angst vor medizinischem Versagen beruht. Als Folge der wissenschaftlichen und technischen Fortschritte wird der Tod immer weniger als Teil des Lebens akzeptiert. Die Angst vor einem unwürdigen Sterbeprozeß ist heute weit verbreitet. Ein „natürliches Sterben“ gibt es beim derzeitigen Stand der Medizin kaum

[1] StGB = Strafgesetzbuch.

mehr. Infolge der Technisierung der Medizin sind Ärzte und Angehörige immer häufiger mit Situationen konfrontiert, wo Patienten/innen nicht mehr in der Lage sind, sich selbst zu artikulieren. Das Sterben ist tabuisiert und die richtige Vorbereitung auf diesen Lebensabschnitt ist auch bei Tumorpatienten eine seltene Ausnahme.

2. Mögliche Ursachen für die gegenwärtig Platz greifende Diskussion über aktive Sterbehilfe und „physician-assisted suicide"

Wesentlicher Grund für die zunehmende Diskussion über die Legalisierung der aktiven Sterbehilfe und des „physician-assisted suicide" ist die Tatsache, daß sich in vielen Ländern der Welt – selbst in den USA – die Schmerztherapie und die Palliativmedizin noch weit unter dem state of the art-Standard befinden[2].

Trotz revolutionierender wissenschaftlicher und klinischer Fortschritte in der Schmerztherapie während der beiden vergangenen Jahrzehnte, ist die praktische Umsetzung rückständig. Dies ist mehrfach empirisch untermauert[3,4]. Gerade aber das Ertragen unerträglicher Schmerzen wird häufig in der weltweit geführten Diskussion über aktive Sterbehilfe und physician-assisted suicide als Rechtfertigungsgrund angeführt[5]. Insbesondere bei Karzinompatienten/innen wird viel weniger häufig die Angst vor dem Tod an sich als vielmehr die Angst vor dem Sterben unter unerträglichem Leid und Schmerz als belastend angegeben[6].

Als Gründe für die resignative Haltung vieler Menschen im letzten Lebensabschnitt sind auch die Fortschritte, insbesondere der „high-tech"-Medizin anzusehen. Sie erhalten zwar viele Menschen immer länger am Leben, dies jedoch in Zuständen mit manchmal erheblicher psychischer und

---

[2] *Foley* K.M., Pain Relief into Practice: Rhetoric without Reform, J Clin Oncol 1995, 13:2149-2151.

[3] *Foley*, Pain Relief ... S.2149-2151.

[4] *Weissman* D.E., Cancer Pain Education for Physicians in Practice: Establishing a New Paradigm, J Pain Symptom Manage 1996, 12:364-371.

[5] *Emanuel* E.J./*Daniels* E.R./*Fairclough* D.L./ *Clarridge* B.R., The Practice of Euthanasia and Physician-assisted Suicide in the United States: Adherence to Proposed Safeguards and Effects on Physicians, JAMA 1998, 280 (6):507-513.

[6] *Hammes* B.J./*Cain* J.M., The Ethics of Pain Management for Cancer Patients: Case Studies and Analysis, J Pain Symptom Manage 1994; 3:166-170.

physischer Belastung[7]. Übersichtsarbeiten konnten zeigen, daß selbst an sterbenden Patienten häufig noch konsequenzlose Interventionen durchgeführt werden[8]. In diesen Belastungssituationen muß daher eine optimale Schmerztherapie und die notwendigen Maßnahmen zur Beeinflussung von Angstzuständen gefordert und ihre Anwendung gesichert werden.

Zunehmend wird nun auch das Recht auf Selbstbestimmung, nämlich das Recht von seinem Leben in würdevoller Weise befreit zu werden, diskutiert. Dieses eingeforderte Recht hat juristisch in Österreich noch keinen Niederschlag gefunden und darf keineswegs mit dem Recht in Verbindung gebracht werden, Therapiemaßnahmen zu verweigern[9].

Während der letzten Jahre wurden zum Teil auch ökonomische Gesichtspunkte die letzte Lebensphase des Menschen betreffend diskutiert. Sehr aufwendige Therapiemaßnahmen seien bei knappen Ressourcen im präterminalen Stadium in Frage zu stellen[10]. Vielfach ist der Behandlungsaufwand während der letzten Lebenswochen der aufwendigste, der jedoch nicht willentlich abgekürzt und durch Sparmaßnahmen im palliativen Bereich „rationalisiert" werden darf.

3. Medizinische Alternativen

Als wesentlichsten Beitrag von medizinischer Seite sollen die herausragenden, wenn auch bisher zu wenig umgesetzten Möglichkeiten der Schmerztherapie und der Palliativmedizin aufgezeigt werden.

Die Aufgabengebiete der Palliativmedizin sind vielfältig und betreffen im einzelnen

1. eine möglichst optimale Kontrolle von Schmerzen und anderer Symptome, die in Zusammenhang mit der fortgeschrittenen Krebserkrankung stehen;

---

[7] *Fazeny* B. und *Dittrich* Ch., Medikamentöse Schmerztherapie in der Onkologie, in: Huber H./Hiddemann W./Bartram H. (Hrsg.), Klinische Onkologie, Springer Verlag, in press.

[8] *Brody* H./*Campbell* M.L./*Faber-Langendoen* K./*Ogle* K.S., Withdrawing Intensive Life-sustaining Treatment – Recommendations for Compassionate Clinical Management, N Engl J Med 1997; 9:652-657.

[9] *Lowe* S.L., The Right to Refuse Treatment is not a Right to be Killed, Journal of Medical Ethics 1997; 23:154-158.

[10] *Emanuel* E.J/*Emanuel* L.L., The Economics of Dying, N Engl J Med 1994; 8:540-544.

2. ein interdisziplinäres Vorgehen im professionellen Behandlungsteam bestehend aus Ärzten, Pflegepersonal und den psychosozialen sowie – auf Wunsch – spirituellen Diensten;
3. die Forschung auf dem Gebiet der supportiven Maßnahmen, der Symptomenkontrolle und des Sterbeprozesses sowie
4. die Kompetenz in der Kommunikation mit Patienten und Angehörigen.

In einer Arbeit von Donnelly and Walsh[11] wurden folgende zehn Malignom-assoziierte Symptome in abnehmender Häufigkeit angeführt: Schmerz, rasche Ermüdbarkeit, Schwäche, Anorexie, Gewichtsverlust > 10%, Verlust der Energie, Mundtrockenheit, Obstipation, Schlafprobleme und Dyspnoe. In professionellen Einrichtungen zur Palliativtherapie und in den Hospizen ist nach heutigem medizinischen Standard eine weitgehende Erleichterung dieser Symptome erreichbar. Insbesondere gelingt es, mit professioneller Schmerztherapie nahezu alle Schmerzzustände zu beherrschen[12].

Die leider nach wie vor weitverbreiteten Ängste und Einwände gegen Morphine in der Schmerztherapie sind heute empirisch entkräftet. Von der WHO werden Morphine ausdrücklich als „die Hauptsäule in der medikamentösen Tumor-Schmerztherapie" bezeichnet[13]. Früher geäußerte Bedenken gegen Morphintherapie in hinreichender Dosierung sind nicht mehr relevant. Die Evangelischen Kirchen Österreichs haben sich in der Synode 1996 von der weitverbreiteten Ansicht, den physischen Schmerz als spirituellen Wert im Sinne einer Leidensverherrlichung zu sehen, eindeutig distanziert. Sie deklariert, daß „die Schmerzbekämpfung Priorität vor der Gefahr der Lebensverkürzung habe muß"[14]. Die Katholische Lehre bezieht sich u.a. auf die offizielle Stellungnahme von Papst Pius XII, daß die erforderliche Gabe von Morphinen selbst dann gerechtfertigt ist, wenn sie möglicherweise das Leben verkürzt[15]. Die früher diskutierte morphin-assoziierte Lebensverkürzung entspricht übrigens kaum der Realität. Im Gegenteil, in den weit

---

[11] *Donnelly* S./*Walsh* D., The Symptoms of Advanced Cancer, Seminars Oncol 1995;22:67-72.

[12] World Health Organization, Cancer pain relief, 2nd Edition, Geneva: World Health Organization, 1996.

[13] World Health Organization, Cancer pain ....

[14] Generalsynode der Evangelischen Kirchen in Österreich, „Sterbehilfe", SAAT-Sondernummer 5a/1997.

[15] *O'Rourke* K., Pain Relief: the Perspective of Catholic Tradition, J Pain Symptom Manage 1992; 8:485-491.

überwiegenden Fällen stellt die maligne Grunderkrankung selbst die zum Tode führende Ursache dar[16].

Die irrtümlich weitverbreitete These eines erhöhten Suizidrisikos unter Malignompatienten wird leider immer noch fälschlich als Rechtfertigungsgrund für eine Entkriminalisierung der aktiven Sterbehilfe angeführt. In einschlägigen Studien konnte die These eines erhöhten Suizidrisikos bei Malignompatienten nicht mehr aufrechterhalten werden. Dies auch dann, wenn Patienten ausreichend Information über ihre schicksalhafte Erkrankung erfahren haben[17,18,19].

Betreffend die Patientengruppen, die in erster Linie den Wunsch nach freiwilliger Euthanasie geäußert haben, konnten erste Ergebnisse aus Oregon zeigen, daß es sich bevorzugt um sozial alleinstehende, für sich selbst sorgende Patienten handelt.

Bei der Sterbebegleitung von Tumorpatienten entsteht häufig der Eindruck, daß die Vorbereitung auf das Lebensende im modernen Krankenhausbetrieb kaum ihren Platz hat, so daß Kurzschlußreaktionen vor dem nahen Ende nicht überraschen würden. Dies gilt insbesondere für Patienten, die auf sich alleine gestellt Gefühle der Wehrlosigkeit empfinden.

4. Zusammenfassung

Durch Verbesserung der Schmerztherapie, der Palliativmedizin und der Hospizeinrichtungen können der Diskussion über aktive Sterbehilfe und physician-assisted suicide die grundlegenden Aspekte entzogen werden. Solange hier Schwachpunkte bestehen, werden es Befürworter der aktiven Sterbehilfe leicht haben, an Terrain zu gewinnen[20]. Alle bekannten Barrieren der Schmerz- und Palliativtherapie gilt es daher zu überwinden und die notwendigen Voraussetzungen zu schaffen, Krebspatienten alle Möglichkeiten

---

[16] *Brody*, Withdrawing Intensive .... S.652-657.

[17] *Fazeny* B./*Muhm* M./*Berzlanovich* A./*Zielinski* Ch./*Marosi* Ch., Informed Consent and Patient's Right for Self-determination in Oncology, Middle Europ Med J (in review).

[18] *Senn* H.J., Wahrhaftigkeit am Krankenbett, in: Meerwein F. (Hrsg.), Einführung in die Psycho-Onkologie, Huber, Bern-Stuttgart-Wien.

[19] *Farberow* N.L./*Sheidman* E.S./Leonhard C.V., Suicide Among Patients with Malignant Neoplasma, in: The Psychology of Suicide, Science House, New York.

[20] *Fazeny* B./*Hauser* I./*Muhm* H./*Berzlanovich* A./*Mares* P./*Hagmeister* H./*Marosi* Ch., Barriers in Cancer Pain Management, Middle Europ Med J (in review).

der supportiven/palliativen Medizin und der Hospizeinrichtungen zur Verfügung zu stellen.

Hervorzuheben ist, daß in Österreich kürzlich alle gesetzlichen Grundlagen zur verpflichtenden Durchführung einer Schmerztherapie entsprechend des letzten medizinischen Standards, sowie der Anwendung von Opioiden verankert wurden (§ 8 SMG, BGBl I 1997/112, § 49 (1) ÄrzteG 1998, § 8 (2) KAG 1994)[21].

[21] BGBl = Bundesgesetzblatt
ÄrzteG = Ärztegesetz
KAG = Krankenanstaltengesetz
SMG = Suchtmittelgesetz.

Apparatemedizin bei infauster Prognose

Kurt Lenz

Die Intensivmedizin entwickelte sich vor über 30 Jahren aus den Herzüberwachungsstationen im Bereich der Inneren Medizin und aus den postoperativen Überwachungsstationen im Bereich der Chirurgie und Anästhesie. Die Intensivpflege und die Intensivtherapie stellten in der Folge die Eckpfeiler der Intensivmedizin neben der Intensivüberwachung dar, wobei hier durch technische Fortschritte in Diagnose und Therapie das Leistungsspektrum zunehmend vergrößert werden konnten. Diese technischen Fortschritte führten in der Folge auch dazu, daß vermehrt Geräte zur Überwachung und auch Therapie („Beatmungsgeräte" „künstliche Niere" u.ä.) auf der Intensivstation eingesetzt wurden. Sehr gerne werden und wurden diese Geräte als Fortschritt der Medizin in den Medien präsentiert mit dem negativen Beiklang der Apparatemedizin. Leider wird hier vergessen, daß parallel zu dieser Zunahme des technischen apparativen Aufwandes auch eine unglaubliche quantitative und qualitative Vermehrung der auf einer Intensivstation arbeitenden Pflegepersonen und Ärzte eintrat.

Trotz all dieser Möglichkeiten sind natürlich auch der heutigen Intensivmedizin Grenzen gesetzt. Diese Grenzen sind dann erreicht, wenn das Ziel der Intensivmedizin – lebensbedrohliche Situationen und Komplikationen zu überwinden, um Zeit zur kausalen Behandlung des Grundleidens zu gewinnen und ein Weiterleben unter tragbaren Bedingungen zu gewähren – nicht mehr erreicht werden kann.

Kann dieses Ziel – menschliches Leben zu erhalten – nicht mehr erreicht werden, so muß es das Ziel der Intensivmedizin sein, dem Menschen ein Sterben in Würde und ohne Qualen zu ermöglichen. Dies wird als Therapieabbruch bezeichnet, obwohl es sich in Wirklichkeit um eine Therapieänderung handelt. Die lebenserhaltenden kreislaufaktiven Substanzen u.ä. werden durch schmerzstillende u.ä. Medikamente ersetzt[1].

Eine Diskussion über aktive Sterbehilfe im Rahmen der Intensivmedizin wurde bislang nicht geführt. Zweifellos kann es jedoch im Rahmen eines Therapieabbruches bzw. einer Therapiereduktion sehr rasch zu einem Versterben des Patienten kommen. Diese Maßnahmen sind aber, wie bereits angeführt, durch die Tatsache gerechtfertigt, daß das Ziel der Heilung nicht erreicht werden kann und durch das Ziel ein Sterben in Würde und ohne Qualen ersetzt worden ist. Im folgenden wird daher auf die Problematik von Therapieentzug bzw. -abbruch und die damit verbundene Problematik näher eingegangen.

Häufigkeit von Therapieabbruch in der Intensivmedizin

Bei sehr vielen Patienten, die heute an einer Intensivstation versterben, werden die Grenzen der Intensivmedizin frühzeitig gesehen. Dies hat den Abbruch der Therapie zur Folge. Dieser Therapieabbruch umfaßt jedoch nicht nur den Abbruch im engeren Sinne, d.h. die Beendigung einer bereits begonnenen Therapie, sondern auch den Therapievorenthalt, d.h. den NICHTbeginn einer Therapie, wie z.B. NICHTdurchführung von Reanimationsmaßnahmen. Diese Therapieabbrüche nahmen in den letzten Jahren deutlich zu. So fand sich in einer Untersuchung an einer internistischen Intensivstation in den USA eine Zunahme des Therapieabbruches gemessen an der Nichtreanimationsorder von 30% im Jahre 1984 auf über 60% im Jahre 1988[2]. Heute liegt die Zahl jener Patienten, die auf einer Intensivstation versterben und bei denen keinerlei Form eines Therapieabbruches durchgeführt wird, bei unter 10%[3].

[1] Sounding Board, Withdrawing Intensive Life Sustaining Treatment – Recommendations for Compassionate Clinical Managment, New Engl J Med 1997, 346: 652 - 657.

[2] *Koch* K.A./*Rodeffer* H.D./*Wears* R.L., Changing Patterns of Terminal Management in an Intensive Care Unit, Crit Care Med 1994, 22: 233-243.

[3] Universitätsklinik für Innere Medizin IV, Intensivstation 13H1, Statistische Auswertungen 1993.

Entscheidung zum Therapieabbruch

Die Voraussetzung zum Therapieabbruch ist die sorgfältig erstellte Diagnose und ein Überdenken der Befunde, die für das Überleben bzw. die Lebensqualität nach Überstehen der akuten Komplikation relevant sind.

Die Entscheidung zum Therapieabbruch wird dann eintreten, wenn die Aufgabe der Intensivmedizin, die Überbrückung prinzipiell reversibler Funktionsausfälle lebensnotwendiger Körperfunktion durch intensivmedizinische Maßnahmen bis zur Fähigkeit des Organismus, diese Aufgaben wieder wahrzunehmen, nicht mehr gegeben ist, bzw. wenn diese Maßnahmen in keinem Verhältnis zum subjektiven Gewinn für den Patienten stehen. Der Therapieabbruch beeinhaltet alle Maßnahmen, die zur Erreichung des Zieles eines Weiterlebens unter akzeptablen Bedingungen notwendig sind, nicht jedoch den Abbruch von Therapien, die dem Komfort des Patienten dienen, wie z.B. Analgesie u.ä. therapeutische Maßnahmen.

Voraussetzung für eine nichtmehrige Weiterführung der bisherigen Therapie ist also die Irreversibilität der Organfunktionsausfälle (ohne Möglichkeit diese zumindest z.T. zu ersetzen, wie im Rahmen der Hämodialyse beim Nierenversagen), die Unwirksamkeit der beabsichtigten bzw. laufenden Therapie und der Wunsch des Patienten, all die notwendigen Maßnahmen nicht mehr zu ertragen, bzw. wenn der Aufwand an Belastungen für den Patienten in keinem Verhältnis mehr zum Nutzen (akzeptables Leben nach der Entlassung) steht.

Das angestrebte Ziel, menschliches Leben zu erhalten, kann in diesen Fällen nicht mehr erreicht werden und wird durch das Ziel, dem Menschen ein Sterben in Würde und ohne Qualen zu ermöglichen, ersetzt. Dadurch ergibt sich auch eine Therapieänderung.

Irreversibilität der Organfunktionen: Besteht bei einem Patienten ein Hirntod, so ist der Therapieabbruch gesetzlich geregelt. Ist ein schwerster irreversibler Hirnschaden zu erwarten, so sind auch hier frühzeitig therapeutische Maßnahmen zu beenden. Allerdings fehlen hierzu bislang allgemein anerkannte prognostische Parameter, wenngleich in den letzten Jahren neue nichtinvasive Untersuchungen sehr erfolgreiche Ergebnisse lieferten[4]. Die

---

[4] *Madl* Chr./*Grimm* G./*Kramer* L./*Yeganefhar* W./*Sterz* F./*Schneider* B./*Kranz* A./*Schneeweiß* B./*Lenz* K., Early Prediction of Individual Outcome after Cardiopulmonary Resuscitation, Lancet 1993, 341: 855-858.

Erfahrung der behandelnden Ärzte spielt hier sicherlich die entscheidende Rolle, ab welchem Zeitpunkt, mit welcher Stufe des Therapieabbruches begonnen wird. Die gesetzlichen Grundlagen hierfür sind in den einzelnen Ländern sehr unterschiedlich[5,6]. Allerdings erscheint es doch sehr problematisch, wenn der Gesetzgeber den Befehl zum Abschalten von lebenserhaltenden Maschinen, wie z.B. Beatmungsgeräten gibt[7]. Die Letztverantwortung bleibt in den meisten europäischen Ländern bei dem behandelnden Arzt und nur dieser sollte dann auch entscheiden.

Im Kontrast zur Problematik bei cerebralen Funktionsausfällen steht das Nierenversagen. Hier sind die Möglichkeiten von Ersatzverfahren seit vielen Jahren so weit ausgereift, daß keinerlei Indikation zum Therapieabbruch daraus abgeleitet werden kann. Schwieriger ist die Situation beim kardialen Versagen, beim Leberversagen und beim Kreislaufversagen im Rahmen eines septisch toxischen Prozesses. Beim kardialen Versagen besteht die prinzipielle Möglichkeit, Assitsysteme einzusetzen, die die Herzfunktion über eine gewisse Zeit übernehmen können. Ein langfristiger Organersatz ist jedoch nur durch die Transplantation gegeben. Der Therapieabbruch wird hier also bei all jenen Patienten erfolgen, bei denen derartige invasive Maßnahmen aufgrund von Kontraindikationen zur Transplantation nicht mehr sinnvoll sind. Der Therapieabbruch wird hier in Absprache mit einem Herzchirurgen erfolgen. Bei Leberversagen ist zu unterscheiden, ob eine prinzipielle Reversibilität – wie z.B. beim akuten Leberversagen im Rahmen einer Hepatitis – oder keine Reversibilität im Rahmen eines chronischen Versagens (Leberzirrhose im Endstadium) besteht. Ist die Reversibilität nicht gegeben, so ist die Frage zu klären, ob die Möglichkeit einer Lebertransplantation besteht. Bei septisch-toxischen Erkrankungen ist die Möglichkeit der Beherrschung der Sepsis in der Regel nicht mit Sicherheit zu beantworten.

Fehlende Wirksamkeit der laufenden Therapie bzw. geplanter therapeutischer Maßnahmen: Eine intensivmedizinische Maßnahme ist nur dann sinnvoll, wenn durch diese Therapie eine entsprechende Wirkung erwartet werden kann. Ist dies nicht der Fall, ist diese Therapie physiologisch sinnlos, so wird sie nicht begonnen (Therapieenthaltung) oder abgebrochen (Therapieabbruch im engeren Sinne). Darunter ist auch die weitere sinnlose

---

[5] *Brahams* D., Withdrawal of Treatment in PVS, Lancet 1994, 343:1353.

[6] *Mishkin* D.B., You don't Need a Judge of Terminate Treatment, J Intensive Care Med 1990, 5:201-204.

[7] ibidem.

Steigerung von Katecholaminen bei Patienten mit Multiorganversagen und ausgeprägter Laktazidose zu verstehen, wenn dadurch zwar der Blutdruck angehoben wird, die Zeichen des Organversagens (Laktazidose) jedoch weiter zunehmen.

Relation Belastung der durchzuführenden Maßnahmen/Nutzen für den Patienten verschoben zuungunsten für den Patienten: Therapien können mit sehr hohen psychischen und physischen Belastungen für den Patienten verbunden sein. Ist hiermit nur eine kurzzeitige Verbesserung verbunden, besteht danach weiters eine Grundkrankheit, die bereits vor der jetzigen Komplikation nur schwer vom Patienten ertragen werden konnte, so müssen weitere therapeutische Maßnahmen in Abstimmung mit den Angehörigen überdacht werden und eventuell abgesetzt werden.

Wünsche des Patienten : Hat sich ein Patient für einen Nichtbeginn einer Intensivtherapie in vollem Bewußtsein seiner Erkrankung samt deren Komplikationen ausgesprochen, so muß dies respektiert werden, ebenso wie die Nichtdurchführung von Reanimationsmaßnahmen, keine künstliche Beatmung u.ä. Sehr oft liegen derartige Wünsche den behandelnden Ärzten nicht vor. In einigen Ländern gibt es nun von Patienten bestimmte Vertrauenspersonen, die die Wünsche des Patienten vertreten[8,9,10,11]. Sonst sind es in der Regel nahe Verwandte, die hier zur Entscheidungsfindung mit beitragen. Die Entscheidung selbst sollte im Konsens mit den Angehörigen getroffen werden und in der Krankengeschichte dokumentiert werden. Dies bedeutet jedoch nicht, daß die Entscheidung den Verwandten übertragen werden soll. Die Entscheidung muß letztlich immer der behandelnde Arzt treffen. Eine derartige Vorgangsweise ist jedoch nicht in allen Ländern üblich. In den USA werden den Verwandten, bzw. einer vorher bestimmten Vertrauensperson viel mehr Machtbefugnisse eingeräumt. Allerdings wird auch hier

---

[8] ACCP/SCCM Consensus Panel, Ethical and Moral Guidelines for the Initiation, Continuation, and Withdrawal of Intensive Care, Chest 1990, 97:949-958.

[9] *Schneiderman* L.J./*Spragg* R.G., Ethical Decisions in Discontinuing Mechanical Ventilation, N Engl J MEd 1988, 318: 984-988.

[10] *Snyder* J.W./*Schwartz* M.S., Deciding to Terminate Treatment: A practical Guide for Physicians, J Crit Care 1993, 8: 177 - 185.

[11] *Teres* D., Trends from the United States with End Life Decisions in the Intensive Care Unit, Intensive Care Med 1993, 19:316-322.

meistens die Entscheidung nicht von den Angehörigen übernommen. In der Regel wird der Arzt gebeten, die Entscheidung zu übernehmen[12].

Unabhängig von den jeweiligen Bestimmungen sollte jedoch in der Regel ein Konsens zwischen Angehörigen und Ärzten möglich sein[13]. Ist dies nicht erreichbar, ergeben sich sehr schwerwiegende Probleme, die auch durch gerichtliche Verfügungen nur scheinbar gelöst werden können. Das größte Problem stellt wohl der Wunsch des Patienten nach Einstellung einer Therapie in jenen Fällen dar, bei denen aus der Erfahrung des behandelnden Arztes die beabsichtigte Therapie mit großer Wahrscheinlichkeit zu einer Gesundung des Patienten führen würde. Sehr oft spielt hier ein Vertrauensproblem eine große Rolle, durch Aufklärung durch zusätzliche Ärzte aber auch Schwestern, ev. ein Übereinkommen, noch einmal einige Tage zuzuwarten, gelingt es jedoch meist auch dieses Problem zu lösen. Ein weiteres Problem kann der Wunsch des Patienten darstellen, daß die Verwandten nicht über die Wahrscheinlichkeit des Ablebens informiert werden dürfen. Bei bewußtlosen bzw. bewußtseinsgetrübten Patienten, wie sie meistens auf der Intensivstation anzutreffen sind, ist die Lösung dieses Problems wohl nicht möglich. Durch frühzeitig geführte Gespräche mit den Patienten im Rahmen der Aufklärung der Erkrankung und möglicher Therapien sollte hier in Zukunft vermehrt auch die Problematik einer Intensivtherapie diskutiert werden.

Die Wünsche von Anverwandten, daß Therapien beendet werden sollten, sind zumindest in Österreich aber auch anderen Ländern extrem selten. Viel öfter wird gewünscht, daß nicht mehr sinnvolle (im Sinne einer Nichterreichung des Zieles einer Ermöglichung eines akzeptablen Lebens für den Patienten nach dem Krankenhausaufenthalt) Therapien weiter geführt werden sollen. Sehr ausgedehnte Gespräche aller beteiligten Personen (Ärzte, Pflegepersonal, Seelsorger) mit den Verwandten und ein sehr behutsames Vorgehen in der Therapieänderung können in der Regel auch dieses Problem lösen.

Lebensqualität:Die mögliche Lebensqualität nach einem Krankenhausaufenthalt kann für die Therapieentscheidung nicht immer herangezogen werden. So fand sich in einer retrospektiven Analyse von Patienten, die auf einer

---

[12] *Mishkin*, You don't need ..., S. 201-204.

[13] *Fisher* M.D./*Raper* R.F., „Care of the Dying Patient“, in: Vincent J.L. (Hrsg.), Yearbook of Intensive Care and Emergency Medicine, Springer Verlag, Berlin-Heidelberg-NewYork, 1994: 819-826.

Intensivstation behandelt wurden, keinerlei Zusammenhang zwischen Dauer und Qualität des Lebens nach dem Krankenhausaufenthalt und dem Wunsch, nochmals unter denselben Umständen auf einer Intensivstation aufgenommen zu werden[14]. Ist jedoch bekannt, daß die vor dem Krankenhausaufenthalt bestandene Lebensqualität für den Patienten nur mehr grenzwertig war, so ist dies sehr wohl in die Überlegungen mit einzubeziehen.
Ökonomische Aspekte : Ökonomische Aspekte dürfen für die Entscheidung im Einzelfall keine Rolle spielen. Bei Neubau- und Ausrüstungskosten von ca. 8 Mill. öS pro Intensivbett und Tageskosten von etwa 15 000 - 30 000 öS pro Intensivpatient[15] muß jedoch die Gesellschaft entscheiden, ob jedem immer die Möglichkeiten der Intensivmedizin offenstehen sollen. Da nur eine begrenzte Zahl von Intensivbetten zur Verfügung steht, kann daher sehr wohl ein Nichtbeginn einer Intensivtherapie zwangsweise durch ökonomische Gründe bedingt sein.

Formen des Therapieabbruches

***D**o**N**ot**R**esuscitate (DNR): Keine Reanimation durchführen*: Eine Reanimation wird dann nicht mehr durchgeführt werden, wenn durch die Reanimation keine Beherrschung der akuten Komplikation erwartet werden kann. So wird eine Reanimation eines Patienten im protrahierten schweren septischen Schock mit kontinuierlicher therapierefraktärer Verschlechterung des Krankheitszustandes nicht sinnvoll sein. Durch die Reanimation würde hier über einige Stunden eine „Befundkosmetik" ohne Nutzen für den Patienten erzielt werden. Auf Intensivstationen werden Patienten sorgfältigst überwacht, um Komplikationen frühzeitig zu erkennen bzw. um Maßnahmen frühzeitig zu treffen um diese zu vermeiden. Situationen, in denen durch eine Reanimation eine Beherrschung des Krankheitszustandes ermöglicht wird, sind daher selten. Reanimationen werden heute bei weniger als 10% der Patienten, die auf Intensivstationen versterben, eingesetzt[16].
Vorenthaltung einer Therapie: Im Prinzip zählt auch die Nichtreanimationsorder hierzu. Daneben können jedoch weitere Therapien nicht begonnen

---

[14] *Danis* M./*Patrick* D.L./*Southerland* L.I./*Green* M.L., Patients' and Families' Preferences for Medical Intensive Care, JAMA 1988, 260:797 - 802.
[15] Zusammenarbeitsfonds der Krankenanstalten, Bundesministerium für Gesundheit, Sport und Konsumentenschutz, Auswertung Kostenrechnung 1992.
[16] Universtitätsklinik IV Intensivstation 13H1 Statistische Auswertungen 1993.

werden, wenn dadurch keine Besserung erzielt werden kann. Dies kann einerseits in einer physiologischen Wirkungslosigkeit der entsprechenden Substanzen andererseits jedoch im Vorenthalt prinzipiell wirkvoller Substanzen bestehen, wenn dadurch keine für den Patienten sinnvolle Beeinflussung des Krankheitsverlaufes erwartet werden kann. So wird bei einem Patienten mit einer schweren irreversiblen Schädigung des Gehirnes keine antibiotische Therapie mehr begonnen werden, wenn dadurch der Krankheitsverlauf nur hinausgezögert werden würde. Der Vorenthalt einer antibiotischen Therapie hat in der Regel keinen akuten Effekt auf den Krankheitsverlauf, ganz im Gegensatz dazu ist der Nichtbeginn einer kreislaufaktiven Therapie. Diese Handlung führt in der Regel zu einem zeitlich absehbaren Versterben des Patienten. Die nächst höhere Stufe wäre die Nichtdurchführung einer künstlichen Beatmung, hier treten die Folgen innerhalb kürzester Zeit ein. Zu beachten bei all den Therapieabbrüchen ist, daß dadurch der Patient keine Angst und Schmerzen erleidet, d.h. es sind diesbezüglich medikamentöse Maßnahmen weiterzuführen, bzw. ev. eine Dosissteigerung durchzuführen (Änderung des Therapiezieles).
Therapieabbruch im engeren Sinne: Auch beim Therapieabbruch im engeren Sinne können verschiedene Stufen unterschieden werden. Der Abbruch einer Therapie, der keine unmittelbaren Folgen mit sich bringt, z.B. Beendigung einer antibiotischen Therapie, der Abbruch einer Therapie, der kurzfristig mit massiven Veränderungen einhergeht, z.B. Abbruch einer Therapie mit kreislaufaktiven Substanzen, und der Abbruch einer Therapie, die mit einem sofortigen Versterben des Patienten einhergeht, z.B. die Beendigung einer Beatmung eines Patienten mit respiratorischer Insuffizienz. Die Beendigung der Beatmung ist bei Feststellung des Hirntodes immer durchzuführen. Im eigenen Bereich ist dies die einzige Indikation zur Beendigung der Beatmung. Probleme stellen sicherlich jene Patienten mit einem derartig schweren Hirnschaden dar, der primär eine Beatmung erforderte.

In der Regel versterben diese Patienten jedoch an Komplikationen, sodaß eine Beendigung der Beatmung nicht notwendig wird.

Folgen des Therapieabbruches

Ein Therapieabbruch bedeutet, daß durch diese therapeutischen Maßnahmen das Ziel der Intensivtherapie nicht erzielt werden kann. Oft geht diese Therapieentscheidung mit einem Versterben des Patienten einher, vor allem dann, wenn eine lebenserhaltende Therapie, wie z.B. die Beatmung, beendet wird. Bei Patienten, bei denen eine Nichtreanimationsorder (DNR) angeordnet wurde, fanden sich von 237 Patienten 11 Überlebende (4.6%), die das Krankenhaus verließen[17]. 82% der Patienten, bei den angeordnet wurde, daß eine Reanimation nicht mehr durchgeführt werden soll, verstarben innerhalb von 48 Stunden, während 62% der Patienten mit den anderen Formen des Therapieabbruches innerhalb von 12 Stunden verstarben.

Konklusion

Ein Therapieabbruch ist in der Intensivmedizin dann durchzuführen, wenn das Ziel – ein Weiterleben unter akzeptablen Bedingungen – nicht erreicht werden kann. Dieser Therapieabbruch umfaßt jedoch nicht nur den Abbruch von bereits begonnenen Therapien sondern auch den Nichtbeginn von therapeutischen Maßnahmen. Der Therapieabbruch umfaßt jedoch nicht jene Maßnahmen, die die Qualen und Ängste des Patienten erleichtern sollen. Die Verantwortung für den Therapieabbruch obliegt dem behandelnden Arzt. Allerdings bestehen in einigen Ländern gesetzliche Bestimmungen, die eine gerichtliche Verfügung über Therapieabbrüche zulassen. Ob dadurch jedoch die Problematik im Einzelfall gelöst werden kann, muß bezweifelt werden. Durch frühzeitig geführte Gespräche mit den Patienten im Rahmen der Aufklärung der Erkrankung und möglicher Therapien sollte hier in Zukunft vermehrt auch die Problematik einer Intensivtherapie diskutiert werden.

---

[17] *Koch*, Changing Patterns ..., S. 233-243.

Natürliches Sterben, künstliche Lebensverlängerung und Euthanasie

Werner Waldhäusl

1. Hintergrund

Euthanasie ist wieder modern. Das Wort hat mit zunehmendem Abstand von den Greueln des 2. Weltkrieges wieder etwas von seiner alten Bedeutung – schöner Tod – zurückgewonnen. Die Euthanasieprogramme der Vergangenheit, die bis 1941 in nationalsozialistischen Tötungsanstalten 60.000 - 80.000 Opfer unter dem Titel der Beendigung „lebensunwerten Lebens" gefordert haben[1], verschwinden im Vergessen der Geschichte.

Woher kommt es, daß Euthanasie heute wieder ein Thema ist, das viele Menschen bewegt und dazu bringt, in manchen Ländern die Möglichkeit einer aktiven Sterbehilfe („direkte Euthanasie") in der Öffentlichkeit ernsthaft zu diskutieren? Die Wurzeln der Diskussion sind offensichtlich vielfältig und lassen ideologische und ökonomische Elemente[2] erkennen. Viel Gutes, Kluges, aber auch Einfältiges ist in dieser Diskussion bisher vorgebracht worden. Klar erkennbar ist jedenfalls, daß das Wort Euthanasie unterschiedlich wahrgenommen wird und der mit Euthanasie verbundene Begriffsinhalt vielen Wandlungen unterworfen war. Vor der Katastrophe des 2. Weltkrieges wird in der 13. Auflage von Brockhaus' Conversations-Lexikon folgende Beschreibung gewählt: „Euthanasie, Todeslinderung, dasjenige Verfahren, durch welches der Arzt den als unvermeidlich erkannten Tod für den Sterbenden möglichst leicht und schmerzlos zu machen sucht, besteht hauptsächlich in zweckmäßiger Lagerung, Fernhalten aller äußeren Störungen, Linderung der Schmerzen durch anästhetische und narkotische Mittel,

---

[1] *Meyers* Enzyklopädisches Lexikon, „Euthanasieprogramm", 1973, Band 8, S. 357.

[2] *Emanuel* E.J./*Battin* M.P., What are the Potential Cost Savings from Legalizing Physician-assisted Suicide?, N.Engl.Med., 1998, 339:167-172.

Sorge für frische Luft und zeitweiligem Einflößen von milden und labenden Getränken“[3]. Heute bedeutet Euthanasie die Tötung des Patienten und wird wie folgt definiert: „„Euthanasia' in the strict – and in the Dutch context the only proper – sense refers to the situation in which a doctor kills a person who is suffering ‚unbearably' and ‚hopelessly' at the latter's explicit request (usually by administering a lethal injection)“[4]. Der Begriffsinhalt des Wortes Euthanasie machte somit einen Wandel durch, der von der wichtigen ärztlichen Aufgabe der Begleitung des Sterbenden im Sinne der Palliativmedizin (1883) bis zur Tötung auf Verlangen (1998) reicht. Ursache des Begriffswandels ist die Beschönigung der Ermordung („Beseitigung“) „lebensunwerten Lebens“ durch das Wort Euthanasie während der Zeit des Nationalsozialismus.

Die vertiefte und heute beinahe rituelle Auseinandersetzung mit den Jahren 1933 - 1945 (= „Vergangenheitsbewältigung“) hat neue Definitionen des nun als Sterbehilfe/Sterbebegleitung verstandenen Wortes Euthanasie gebracht. Dazu gehören die Begriffe[5]:

– aktive Sterbehilfe (= direkte Euthanasie; Holland: Euthanasie): Tötung auf Verlangen

– passive Sterbehilfe = Behandlungsverzicht bei Sterbenden oder Beendigung von Maßnahmen, die das menschliche Sterben verlängern.

– indirekte Sterbehilfe = unbeabsichtigte Nebenwirkung einer sinnvollen therapeutischen Maßnahme, die das Leiden des Sterbenden lindert, jedoch den Eintritt des Todes beschleunigt.

Bemerkenswert ist, daß die rechtliche Auffassung in den Niederlanden das Wort Euthanasie (= aktive Sterbehilfe = Tötung auf Verlangen) für alle drei Definitionen anwendet[6].

2. Standortsuche

Es steht außer Zweifel, daß der Tod, nach der Geburt, die zweite, alles entscheidende große Zäsur des Lebens ist. Das Sterben ist das Vorspiel des

---

[3] *Brockhaus'* Conversations-Lexikon, „Euthanasie“, 13. Auflage, F.A. Brockhaus, Leipzig, 1883, Band 6, S. 448.

[4] *Griffiths* J./*Bood* A./*Wyers* H., Euthanasia and Law in the Netherlands, University Press, Amsterdam, 1998, S. 17.

[5] *Klaschik* E., Sterbehilfe – Sterbebegleitung, Der Internist, 1999. 40:276-282.

[6] *Griffiths*, Euthanasia and Law..., S. 17.

Todes und das Ende des Lebens, wie wir es kennen. Die Gesellschaft der Industriestaaten hat jedoch das Diktum des großen Physiologen Claude Bernard: „Es gibt kein Leben ohne Tod; es gibt keinen Tod ohne Leben" nicht angenommen. Daraus resultiert, daß Sterben heute mehrheitlich nicht mehr Teil des Lebens unserer Gesellschaft oder der Familie ist, sondern nach Möglichkeit aus dem Leben ausgeklammert wird. Sterben wird dadurch für viele – wenn nicht für die meisten – ein einsamer Weg, der von 70% ausgegliedert aus ihrem persönlichen Umfeld in der Verborgenheit von Krankenhäusern und Pflegeheimen erlebt wird[7]. Ähnliche Zahlen wie für die Niederlande dürften auch für andere westeuropäische Länder gelten.

Verantwortlich dafür ist die Verdrängung des Todes aus dem Bewußtsein der Gesellschaft und die Hilflosigkeit der Menschen, aber auch der Ärzte im Umgang mit dem verlöschenden Leben, obwohl es mittelbar und unmittelbar jeden Menschen betrifft. Viele Gründe tragen zu diesem Phänomen bei. Dazu gehören u.a.:

– der Hedonismus der Gesellschaft, der sich in jedem einzelnen – wenn auch unterschiedlich – manifestiert;

– die Ausdünnung der weltanschaulichen Prägung des einzelnen und damit der Verlust von Normen;

– die daraus resultierende, verstärkte Verweigerung des Verzichts auf Zeit (Freizeit) zugunsten des Nächsten, d.h. auch des Sterbenden;

– und eine verminderte Akzeptanz des Todes durch den einzelnen für sich selbst und sein unmittelbares Umfeld.

Parallel dazu findet sich ein hilfloser Umgang mit den Begriffen wie Tod, natürliches Sterben, künstliche Lebensverlängerung, präterminale Schmerzbekämpfung und Palliativpflege. Das Ergebnis ist die Verleugnung des Todes, die Abschiebung der Sterbenden in Institutionen und die allseits verinnerlichte, nahezu zwanghafte Forderung, dem Sterben auf jeden Fall in den Arm zu fallen – auch wenn nur mangelhafte oder auch keine Erfolge zu erwarten sind. Die derzeit für manche moderne Forderung nach direkter Euthanasie ergänzt lediglich dieses Bild der allgemeinen Hilflosigkeit. Das Spektrum der begleitenden Probleme reicht von den Schwierigkeiten der

---

[7] *Griffiths*, Euthanasia and Law..., S. 35.

Definition des Todes[8] bis zur gesellschaftlichen Toleranz gegenüber der gesetzlich nach wie vor verbotenen aktiven Sterbehilfe in den Niederlanden[9].

Die Forderung nach einer gesetzlichen Regelung über das Recht des Bürgers, Art und Zeitpunkt seines Todes selbst zu bestimmen, setzt voraus, daß der Mensch mündig genug ist, diese Entscheidung zu fällen. Dies darf jedoch *in concreto* bezweifelt werden, denn der Mensch ist – wie das Verhalten unserer Gesellschaft zeigt – durch die Realität des Todes überfordert und im Ernstfall wankelmütig. So wird unter anderem die Behandlung auf einer Intensivstation von vielen Gesunden für den Fall einer schwersten Erkrankung vorbeugend abgelehnt, im Ernstfall jedoch von einem beträchtlichen Anteil der „Ablehner" durchaus dankbar angenommen. Neben der Unbestimmtheit unserer Entscheidungen resultiert die Forderung nach der rechtlichen Absicherung einer Tötung auf Verlangen (= direkte Euthanasie oder aktive Sterbehilfe) aber vielfach auch aus der Unkenntnis des Sterbeprozesses, dem unreflektierten Gebrauch des Fahnenwortes „Sterben in Würde" und der Angst vor dem Sterben.

Die Forderung nach einer Tötung auf Verlangen kann daher in seiner verallgemeinernden Form durchaus auch als die Folge eines Fehlverständnisses von Begriffen und einer gestörten gesellschaftlichen Befindlichkeit aufgefaßt werden. Möglicherweise ist die Forderung nach aktiver Sterbehilfe (direkte Euthanasie, Tötung auf Verlangen) jedoch auch nur Ausdruck einer intellektuellen Hybris, wie sie elitären Gruppen schon in der Antike zu eigen war. Zu bedenken ist zudem, daß die Etablierung einer gesetzlich gedeckten direkten Euthanasie stets die Gefahr des Mißbrauchs in sich trägt, wie uns eine unsägliche Vergangenheit in diesem Jahrhundert leidvoll gezeigt hat. Daß eine solche Gefahr auch heute besteht, läßt sich aus der Entwicklung in den Niederlanden, wo Tötung auf Verlangen nach wie vor gesetzlich verboten ist, gesellschaftlich aber toleriert wird, ableiten[10]:

- 1984 Duldung der direkten Euthanasie durch den holländischen Ärztebund;
- 1988 Euthanasie wird standesrechtlich als zulässig angesehen, die Unterscheidung zwischen aktiver und passiver Sterbehilfe abgelehnt;

---

[8] *Ritz* R., Medizinische Betrachtungen zur Definition des Todes, Wr.Klin.Wschr., 1999, 111:121-125

[9] *Griffiths*, Euthanasia and Law..., S. 18.

[10] *Klaschik* E., Sterbehilfe..., S. 276-282.

– 1995 Euthanasie bei psychisch Kranken und nicht terminalen Leidenszuständen ist möglich. Bei dieser Entwicklung drängt sich der Gedanke auf, daß psychisch kranke Menschen nur deshalb getötet werden könnten, weil sie geboren wurden.

Parallel der sich abzeichnenden Verhaltensänderung stieg die Zahl der Toten durch direkte Euthanasie (= aktive Sterbehilfe) in Holland von 2,9% (1990: N=3700) auf 3,4% (1995: N=4500)[11]. Dazu kamen 1995 weitere 52.200 Todesfälle, die als Folge eines lebensverkürzenden medizinischen Verhaltens (MBSL) beschrieben werden.

3. Realität des Todes

Der natürliche Tod im Leben des einzelnen kommt mit vielen Gesichtern:
– plötzlich, aus mancherlei Ursache;
– auf leisen Sohlen, zunächst kaum erkennbar;
– als Prozeß, der Zeit beansprucht;
– als Folge einer Herzrhythmusstörung oder eines Insultes (Gehirnschlages).

Jeder der angesprochenen Punkte ist eine Form des natürlichen Sterbens. Die Frage nach einer künstlichen Lebensverlängerung stellt sich jedoch nur bei dem dritten Punkt, dem „Sterbeprozeß". Die Kernfrage, der wir alle dabei gegenüber stehen, lautet: Darf sich der Arzt oder muß er sich einmischen? Wann darf er sich nicht einmischen? Die Beantwortung dieser beiden Fragen hängt von der Diagnose der Ursache und der Beurteilung der damit verbundenen Prognose der Erkrankung oder des Zustandes ab. Niemand wird dabei in Frage stellen, daß ein Patient mit Typ I-Diabetes zur Lebenserhaltung Insulin verordnet bekommen muß, da er andernfalls dem sicheren Tod entgegensähe, oder daß bei chronischer Niereninsuffizienz und weitgehender sonstiger Gesundheit, eine Hämodialyse, eine Blutwäsche, die einzig richtige Maßnahme ist.

Was ist aber mit dem Menschen, der sein natürliches Ende fast erreicht hat und zunehmend in das Stadium der absoluten Hilflosigkeit hineingeht? Vielleicht darf ich das anhand der Krankengeschichte einer alten Dame erläutern, die bis vor kurzem voll in die Familie integriert war, ihre Kinder besuchte und die besucht wurde, aber plötzlich regredierte, nicht mehr aß, we-

---

[11] *Griffiths*, Euthanasia and Law..., S. 210.

nig trank und vor sich hinzudämmern begann, möglicherweise als Folge von vielen kleinen Insulten, d.s. Durchblutungsstörungen im Gehirn. Ohne Flüssigkeitsersatz und Krankenhausaufenthalt hätte sie nur wenige Tage überlebt. Nach der ärztlichen Intervention war sie absolut unfähig, sich selbst zu betreuen, ihre Familie wahrzunehmen und überlebt sich jetzt selbst in einer Pflegestation in einem Halbdämmerzustand. Hier stellt sich die Frage, wurde richtig gehandelt, dem Tod in den Arm zu fallen und ihn nicht zu akzeptieren?

Versuchen wir, die Situation eines solchen alltäglichen Schicksals zu verstehen, tritt die Frage, ob und in welchem Ausmaß es unsere Pflicht ist, sich in den natürlichen Prozeß des Sterbens einzumischen, deutlich hervor. Klar erkennbar wird aber auch der natürliche Sterbeprozeß. Hier verweigert der Mensch in der letzten Phase des Lebens die Nahrungs- und Flüssigkeitsaufnahme. Die damit verbundene langsame Austrocknung der Zellen wirkt betäubend, das Leben verlischt in einer Agonie. Der Prozeß des natürlichen Sterbens schreitet somit unter dem Einfluß des Flüssigkeitsmangels, der die Wahrnehmung trübt und eine natürliche Anästhesie bedingt, langsam voran. Bei zu Unrecht sogenannten „primitiven" indigenen Gesellschaften, wie z.B. den Aymara-Indianern in Bolivien, bittet der Sterbende, so der Tod langsam kommt, unter Umständen um Hilfe. Diese besteht im Verzicht, Speis und Trank aufzudrängen, während die Familie Totenwache hält, bis der Patient das Bewußtsein verliert und stirbt[12]. Hier akzeptieren der Sterbende und die Familie den Tod und erleben ihn gemeinsam, menschenwürdig; nicht jedoch einsam und steril in einem Krankenzimmer einer unserer Institutionen ohne Kontakt zu Familie und Freunden.

Die in unserem Kulturkreis bei Verweigerung von fester Nahrung übliche Aufrechterhaltung der Flüssigkeitszufuhr erhält hingegen das Bewußtsein und ermöglicht ein unnatürliches, bewußtes Sterben, nicht aber einen natürlichen Tod. Diese Fehleinstellung wird häufig verkannt. Hier besteht ein nicht ausdiskutierter Widerspruch zwischen der Erwartungshaltung „würdiges Sterben", d.h. im Kreis von Familie und Freunden zu sterben, und der Realität des bewußten Sterbens in einem fremden Umfeld.

Die Forderung nach direkter Euthanasie kann in Kenntnis dieser Problematik am besten durch ein Respektieren des natürlichen Todes, ohne künstliche Lebensveränderung bei ausreichender Schmerzbekämpfung, entgegen-

---

[12] *Ritz*, Medizinische Betrachtungen... S. 121-125.

getreten werden. Hier ist Aufklärung der Öffentlichkeit wichtig, wenn ein ideologischer Druck auf die Bevölkerung zur Annahme der direkten Euthanasie mit all ihren Problemen langfristig vermieden werden soll. Die Debatte über eine neue Akzeptanz des Todes[13], aber auch um die Sicherstellung der Altenpflege[14], hat mittlerweile durchaus an Heftigkeit zugelegt.

Die Diskussion der Euthanasie, des schönen Todes, der so schwer mit den Schatten der Vergangenheit behaftet ist, verlangt jedoch nicht nur Kenntnis über den Vorgang des natürlichen Todes, sondern auch das Bewußtmachen wichtiger Begriffe. Dazu gehören:

– die Sterbehilfe ohne Lebensverkürzung im Sinne der Palliativmedizin mit dem Ziel der Schmerz- und Symptomfreiheit. Stichworte: keine unnötigen Qualen, „Euthanasia medica" (F. Bacon/1605) oder „Sterben ohne zu leiden",

– die indirekte Sterbehilfe mit Lebensverkürzung als Folge einer hochdosierten Schmerztherapie;

– die Lebensverkürzung als Folge von Hochrisikotherapien;

– der Verzicht auf kurzfristige Lebensverlängerung durch intensive medizinische Maßnahmen bei schwersten Krankheitsbildern mit schlechter Prognose;

– die direkte Sterbehilfe (Tötung auf Verlangen). Stichwort „Exekution des Patienten über eigenen Wunsch und Festlegung des Todeszeitpunktes durch eine Behörde" (z.B. „Ethikkomission").

Die unkritische Vermengung der heute mit dem Wort Euthanasie in Zusammenhang gebrachten Formen der ärztlichen Sterbebegleitung, wie dies in den Niederlanden der Fall ist, ist jedoch strikt abzulehnen, als dadurch der Eindruck entsteht, daß direkte Euthanasie (Exekution auf Verlangen des Patienten) einer wohlverstandenen Sterbebegleitung gleichzusetzen und zudem Aufgabe des Arztes wäre. Um eine derartige Fehlentwicklung zu vermeiden, ist es notwendig, die angeführten Begriffsinhalte in der Öffentlichkeit klarzulegen, um so dem einzelnen die Möglichkeit zu geben, sich eine klare Meinung zu bilden. Nur dann ist der Bürger in der Lage, zum Thema würdiges Sterben oder direkte Euthanasie, d.h. Exekution durch den Arzt, Stellung zu beziehen.

---

[13] *Ridder* M. de/*Dißmann* W., Vom Unheil sinnloser Medizin, Der Spiegel, 1998, 18:202-210.

4. Rolle des Arztes

Die Diskussion des Themas direkte Euthanasie verlangt aber weiters auch die Hinterfragung einiger weiterer wichtiger Punkte, wie:
a) Wo positioniert sich der Arzt in dieser, jeden Menschen berührenden Frage? Stützt er sich in seiner Entscheidung auf:
– den Hippokratischen Eid, der in seiner Urfassung ein Verbot der Hilfe zum Selbstmord und der Tötung des Patienten aussprach? Auch heute gelobt noch jeder Arzt bei der Promotion „... sein Können zum Wohl und Gedeihen der Menschen geflissentlich zu verwenden, endlich alle Pflichten, die dem Arzt obliegen, mit der gleichen Menschlichkeit gegen alle auszuüben...";
– das ärztliche Ethos? Es beschreibt die Aufgaben des Arztes als zu heilen, Gesundheit zu erhalten und den Menschen in seiner letzten Lebensphase zu begleiten;
– seine Einbindung in einen prägenden Kulturkreis, wie die christliche Tradition, die jedoch unterschiedlich und in vielen Bereichen immer schwächer zum Tragen kommt.

Keine der erwähnten Normen macht es dem Arzt zur Aufgabe, direkte Sterbehilfe zu leisten oder gar allenfalls bürokratisch gelenkte Todesentscheidungen zu exekutieren.
b) Besitzt der einzelne Bürger die demokratisch begründbare Berechtigung zur Verfügung über das eigene Lebensende und ist die Beihilfe zur Selbsttötung durch Gesundheitsberufe einforderbar? Die Frage ist wahrscheinlich zu eng gefaßt und würde sich meines Erachtens erübrigen, wenn das Gesetz jeden Bürger zur Beihilfe zur Selbsttötung verpflichten wollte. In diesem Fall würden nicht 70% der Befragten dem Konzept der direkten Euthanasie zustimmen[15], sondern sich in ihrer großen Mehrheit der Übernahme dieser Aufgabe versagen. Das Gedankenspiel macht offenkundig, daß die Manipulation des Todes den einzelnen überfordert und jede Antwort von der persönlichen Betroffenheit abhängt.
c) Was heißt „würdiges Sterben"? Dieser Begriff beinhaltet natürliches und auch schmerzfreies Sterben, ohne jedoch eine Lebensverlängerung um jeden

---

[14] *Ludwig* U./*Mascolo* G./*Meissner* D./*Mussall* B./*Niejahr* E. und *Schmid* B., Exitus durch Vernachlässigung, Der Spiegel, 1999, 2:88-91.
[15] Umfrage: 70 Prozent plädieren für Sterbehilfe, Wiener Arzt 1998, 11:60-61.

Preis zu verlangen, so wie dies heute oft durch Flüssigkeitsersatz bei gleichzeitigem Kalorienentzug in der Endphase des Lebens und wider die Gesetze der Natur geschieht. Der Forderung nach direkter Euthanasie kann in Kenntnis dieser Problematik am besten durch ein Respektieren des natürlichen Todes ohne künstliche Lebensverlängerung bei ausreichender Schmerzbekämpfung entgegengetreten werden. Hier ist die Aufklärung der Öffentlichkeit wichtig und von entscheidender Bedeutung, wenn ein ideologischer Druck auf die Bevölkerung zur Annahme der direkten Euthanasie mit all ihren Problemen langfristig vermieden werden soll. Die Möglichkeit einer solchen Fehlentwicklung ergibt sich erstmals seit dem 2. Weltkrieg durch die Verabschiedung eines Euthanasie-Gesetzes in den Niederlanden (1993), das den Arzt in absehbarer Zeit in die Rolle des Todesboten drängen könnte. Eine emotionsgeladene Spaltung der Ärzteschaft in Gegner und Befürworter der direkten Euthanasie zu Lasten des Patienten wäre die Folge. Einer solchen Entwicklung ist mit aller Entschiedenheit entgegenzutreten.

5. Ausblick

Ohne Zweifel ist der Tod ein Prozeß, der – so man ihm in den Arm fällt – dem Sterbenden einen hohen Preis abverlangen kann. Daraus folgt, daß nur eine neue Akzeptanz des Todes, die Wiederaufnahme des Sterbenden in die Familie, seine Betreuung durch den Hausarzt und durch geschultes Pflegepersonal, nicht aber die direkte Euthanasie, den Umgang mit dem Sterbenden menschenwürdig gestalten kann. Gerade im Sinne eines würdigen Sterbens sind daher Akzeptanz des Todes, allenfalls Gelassenheit, nicht jedoch unwürdiger Aktivismus gefordert, der eine Verrechtlichung des Sterbens anstrebt. Ein solches Verlangen übersieht, daß Sterben und Geborenwerden die einzigen zwei Ereignisse im Leben sind, die sich dem Recht entziehen. Jeder rechtliche Eingriff in diese beiden elementaren Ereignisse des Lebens birgt die Gefahr des Unmenschlichen in sich. Das Problem, dem wir uns stellen müssen, und das gilt für Angehörige und Ärzte, ist nicht der so häufig diskutierte Abbruch lebenserhaltender Maßnahmen, sondern ihre unreflektierte Anwendung, d.h. die Lebensverlängerung um jeden Preis. Die daraus resultierende vorübergehende Wiederbelebung eines am Ende des Lebens angelangten Menschen, ist aber unwürdig sowie Zeichen eines Mangels an Respekt vor dem Sterbenden und dem Tod.

Die Aufgabe des Arztes ist es, sich seiner individuellen, auf den Patienten bezogenen Verantwortung bewußt zu sein und im Zweifel stets für ihn zu entscheiden. Dazu gehören nicht nur der Versuch zu heilen, das Lindern von Schmerzen und der Schutz des Lebens, sondern auch Kompetenz und die Abschätzung der Prognose des Patienten, des die medizinischen Möglichkeiten begrenzenden Betreuungsrisikos mit allen Konsequenzen und die Sterbebegleitung. Es steht dem Arzt dabei in keinem Fall das Recht zu, das Leben des Menschen aktiv zu beenden. Umgekehrt gilt es aber auch, die Frage zu stellen, inwieweit dem Arzt das Recht zukommt, den Sterbeprozeß in der Endphase eines Lebens zu Lasten des Patienten zu verlängern. In diesem Fall verweigert der Arzt – dem Zeitgeist entsprechend – die Akzeptanz des Sterbens und bricht den Hippokratischen Eid, in dem er versprach „primum non nocere", d.h. nie zum Schaden des Patienten handeln zu wollen.

Der verantwortungsvolle Umgang mit dem schwierigen Thema Sterben und Euthanasie verlangt Ehrlichkeit vor uns selbst, die Akzeptanz der uns gesetzten Grenzen – persönlich und als Arzt – Respekt vor dem Sterbenden, der ein Anrecht auf mitmenschliche Begleitung, nicht jedoch eine Verpflichtung zum Erdulden einer künstlichen Leidens- und Pseudolebensverlängerung hat.

Positive Entwicklungen in dieser Hinsicht sind

– die Hospizbewegung, die auch ein Ort der Ausbildung im Umgang mit unheilbar Kranken und Sterbenden für Pflegepersonal und Ärzte sein sollte,
– die Bereitstellung des Pflegegeldes, das zur Motivation der Pflege Sterbender in der Familie höher sein sollte als im Falle der Abschiebung und Betreuung der Sterbenden in einer Institution.

Die Forderung nach würdigem Sterben verlangt aber auch

– eine verstärkte Reintegration alter Menschen in die Familien, den Ausbau der Hospizbewegung, insbesondere auch als Ausbildungsstelle für Pflegepersonal und Ärzte;
– den Ausbau der Befähigung von Hausärzten und Schwestern zur Sterbebegleitung zu Hause;
– die Förderung der Befähigung von mehr Familienangehörigen zur Übernahme der Pflege in der Familie, auch im Sinne der Sterbebegleitung und
– die Akzeptanz des Sterbens ohne eine dem Patienten und Sterbenden belastende künstliche Lebensverlängerung.

Gelänge die Umsetzung einer solchen Punktuation, wäre „würdiges Sterben" heute weniger Schlagwort und mehr Realität.

Unsere Bemühungen sollten somit darauf abzielen, die Akzeptanz des natürlichen Todes durch die Gesellschaft neu zu begründen, dem einzelnen ein Sterben in Würde in der Begegnung mit dem Nächsten, womöglich im Kreis der Familie, zu eröffnen – so wie dies in der Ihnen vorliegenden Deklaration angesprochen wird. Nur auf diese Weise werden wir in der Lage sein, nicht nur dem einzelnen sondern der Mehrzahl der Sterbenden, d.s. in Österreich etwa 90.000 Menschen je Jahr, ein Sterben in Würde zu ermöglichen.

Gibt es eine unzumutbare Lebensqualität?

Johannes Poigenfürst

Obwohl wir heute den meisten Frischverletzten eine volle Heilung voraussagen können, kommen doch tragische Verläufe und Defektheilungen nach Unfällen vor, und man kann beobachten, wie die Verletzten und ihre Familien damit zurechtkommen. Allerdings kann die Lebensqualität nicht nur nach dem körperlichen Befinden beurteilt werden. Ebenso wichtig sind die soziale Situation, das Verhältnis zum Partner, die Aussicht auf Besserung, die philosophische Einstellung des Patienten und vieles mehr.

Ein typisches Beispiel dafür ist die Pflegebedürftigkeit alter Leute nach der Operation hüftgelenksnaher Frakturen. Diese Menschen sind aus ihrem Milieu herausgerissen, sind bewegungsbehindert, von verschiedenen Beschwerden des Alters und der Bettruhe geplagt, aber so lange kooperativ, solange sie hoffen, wieder gehfähig und selbständig zu werden. Sobald sich aber die Familienmitglieder als pflegeunwillig deklariert haben und womöglich auch noch den Wohnungsschlüssel abholen, geben sich die Patienten auf und verzagen. Vielleicht empfinden sie ihre Lebensqualität als unzumutbar. Sollen wir dann die Pflege einfach einstellen? Natürlich nicht. Manchmal gelingt es, dem Patienten wieder Mut und Hoffnung zu geben. Es bedarf dazu aber des ganzen Einsatzes der Krankenschwestern, der Heilgymnastinnen, der Ärzte und vor allem der Familie.

Anders ist die Situation während der Behandlung auf der Intensivstation. Der Verletzte hat in diesem Stadium fast nie die Möglichkeit, seinen Zustand zu beurteilen, weil er gedämpft, fast narkotisiert ist. Für wen erweist sich aber dann die Lebensqualität als unzumutbar, wenn der Patient selbst die Bewertung nicht treffen kann? Für das Pflegepersonal, für den Spitalserhalter, für den Sozialversicherer und die Gesellschaft im allgemeinen oder für die Angehörigen? Wir müssen also zunächst feststellen, für *wen* der Zustand unzumutbar ist. Der narkotisierte Patient selbst leidet nicht. Nur der Zuschauer glaubt vielleicht, den Anblick nicht ertragen zu können und hält ihn deshalb für unzumutbar. Ökonomische Gesichtspunkte spielen dabei sicher auch eine Rolle. Die Einstufung der Lebensqualität durch die Angehörigen ist ferner von der „Arroganz des Gesunden" gekennzeichnet, wie es Paul Sporn genannt hat. Für den gesunden Zuschauer ist es leicht, die Lebensqualität eines Schwerkranken auf der Intensivstation für „unzumutbar" zu erklären und als Konsequenz die Beendigung der Therapie oder sogar des Lebens zu fordern.

Ähnlich und durch die Dauer des Verlaufes wahrscheinlich noch belastender ist die Situation nach Ausheilung einer schweren Hirnverletzung mit Defekt. Auch hier kann der Verletzte selbst seinen Zustand oft nicht mehr einschätzen. Die Belastung für die Familie ist enorm, in manchen Fällen tatsächlich „unzumutbar". Dann ist die Allgemeinheit gefordert, die Familie in der Pflege zu unterstützen, bevor der Wunsch nach drastischen Konsequenzen geäußert wird.

Ist ein Leiden chronisch und unheilbar geworden, so daß der Patient selbst keine Hoffnung auf Besserung mehr sieht, tritt natürlich eine Phase der Verzweiflung ein. Aber welcher Gesunde hätte noch nie aus einer Verstimmung heraus einen Todeswunsch gehegt? Um wieviel leichter kann dieser Wunsch wegen unstillbarer Schmerzen, wegen entstellender Narben nach einer Gesichtsverbrennung, bei einem Querschnittsgelähmten oder neurologisch schwer Erkrankten entstehen. Die Verzweiflung kann dann sehr wohl den Entschluß zum Selbstmord oder die Forderung nach Tötung hervorbringen. Daß aber auch diese Entscheidungen nie endgültig sind, zeigen große Statistiken über Selbstmordversuche. Nur 14 % der Überlebenden wiederholen den Versuch. Obwohl dies bekannt ist, verlangt das Manifest „Menschenwürdig Sterben" gemeinsam mit dem Schweizer Verein „Exit", daß man bei einem Selbstmörder, der das Krankenhaus noch lebend erreicht, nichts unternehmen soll. Er hätte ja schließlich den Tod gewünscht.

Ich habe im Lauf von über 40 Jahren unfallchirurgischer Tätigkeit viele Projektile aus Selbstmördern entfernt und Stichwunden versorgt. Manche Patienten danken mir heute noch dafür. In das Unfallkrankenhaus Lorenz Böhler wurden von 1994 bis 1998 138 Patienten nach einem mißglückten Selbstmordversuch eingeliefert (Zahlen von Dr. Sigrun Roßmanith, Facharzt für Psychiatrie und Neurologie). 65 von ihnen haben es tatsächlich ernst gemeint. Sie haben sogenannte harte Methoden angewendet, wie z.B. Sprung aus dem Fenster, Sprung vor die U-Bahn, Kopfschuß und ähnliches. Alle 65 Patienten waren nach der Erstversorgung auf der Intensivstation, und alle 65 haben überlebt. Nach dem Wunsch der Verfasser des Manifestes hätten wir alle diese Menschen verrecken lassen müssen. Wir wissen zwar noch nicht, ob und wie viele von ihnen vielleicht einen zweiten Versuch unternommen haben oder noch unternehmen werden und wie viele sich durch Alkohol oder andere Gifte langsam umbringen. Nach internationalen Erfahrungen könnten es höchstens 8 oder 9 sein. Diese Gefährdeten erkennt man aber zur Zeit der Einlieferung nicht, und man weiß in der Akutsituation nicht einmal immer, ob überhaupt ein Suizidversuch vorliegt. Man sieht daraus, daß die Einschätzung der Lebensqualität auch durch den Betroffenen selbst nicht immer unumstößlich ist. Tagesschwankungen spielen eine große Rolle. Es gibt keine zwei Menschen, die einen medizinisch gleichartigen Zustand auch gleichartig erleben, und es gibt auch keinen Menschen, der seine vielleicht objektiv gleichbleibende Krankheit subjektiv immer gleich empfindet.

Natürlich darf eine Behandlung, die vom Patienten in vollem Bewußtsein in einer aktuellen Situation abgelehnt wird, nicht an ihm exekutiert werden. Ebensowendig darf man ihn aber dann vernachlässigen, quasi „um es ihm zu zeigen". Es müssen vielmehr dann andere Behandlungsmethoden angewendet werden, wenn sie vielleicht auch weniger erfolgversprechend sind als die geplanten, und es muß auch dafür gesorgt werden, daß der Patient dennoch komfortabel ist. Ebensowenig darf man über den Kopf des Patienten hinweg entscheiden, was man ihm noch alles zumuten kann.

Man sollte daher das Mißtrauen den Ärzten gegenüber aufgeben, denen man immer wieder rücksichtslose Ausschöpfung der apparatemedizinischen Möglichkeiten und maschinelle Sterbensverlängerung vorwirft. Zusammenfassend kann gesagt werden, daß es natürlich Zustände gibt, in denen man die Lebensqualität eines Patienten als unzumutbar bezeichnen könnte. Es ist nur die Frage, für wen die Situation unzumutbar ist und wer sie dennoch für zumutbar hält. Die Entscheidung darüber kann nur der Mensch für sich selbst treffen und auch die Konsequenzen ziehen. Die Einschätzung durch Familienmitglieder, Berater oder andere Außenstehende ist nicht durch Fachwissen untermauert und viel zu leicht von persönlichen und ökonomischen Gründen geprägt. Die Fremdentscheidung über Zumutbarkeit oder Unzumutbarkeit einer verminderten Lebensqualität ist daher unzulässig. Wenn der Patient seinen Zustand nicht beurteilen kann, ist eine Entscheidung über die weitere Behandlung lediglich im Gespräch zwischen den behandelnden Ärzten und dem Pflegepersonal herbeizuführen, wie es Gerhard Barolin handhabt.

Wenn ein Patient seinen Zustand erkennt und sich mitteilen kann, dann sind alle medizinischen, sozialen und menschlichen Möglichkeiten auszuschöpfen, über die wir in unserem reichen Land verfügen. Ihn einfach umzubringen sollte für den Patienten und für die Gesellschaft noch unzumutbarer sein. Sollten aber in einem Krankenhaus tatsächlich Menschen unter Schmerzen und Angst zugrunde gehen, dann gehört dort nur der Primarius ausgetauscht. Eine Gesetzesänderung ist dazu nicht notwendig.

Euthanasie in den Niederlanden - Erfahrungen und Erkenntnisse

Philippe Schepens

Die Euthanasie ist bis heute in Holland noch gesetzlich verboten, aber es herrscht eine allgemeine Toleranz[1]. Wenn der Arzt die Euthanasie für nötig erachtet, dann beruft er sich auf die „*Grundlage des Notstandes*", eine gesetzliche Regelung, die der Arzt in Holland viel lockerer anwendet als sie von der Gesetzgebung her zulässig wäre. Anschließend muß der Arzt in einem schriftlichen Rapport beweisen können, daß er sich an die Richtlinien des Gesundheitsrates gehalten hat: „*Richtlinien, betreffs der Sorgfaltspflichten in Sachen Euthanasie*"[2,3] (Zorgvuldigheidseisen euthanasie)[4]. Im Jahre 1990 wurde ein Meldepflichtverfahren in Sachen Euthanasie eingeführt, um kontrollieren zu können, ob die Richtlinien, die sich auf die Erfordernisse sorgsamer Anwendung von Euthanasie beziehen, von

---

[1] Über die Hintergründe der Euthanasiepraxis in Holland vgl. *Schepens* Ph., Überlegungen zur Euthanasiepraxis in Holland, Imago Hominis, Wien, 1996, III:77-78.

[2] *Gezondheidsraad*, *Zorgvuldigheidseisen euthanasie*, U 1887/RvZ/ir, Den Haag (Holland), 26. März 1987.

[3] *Eijk W. J., Lelkens* J. P. M., Medical-Ethical decisions and Life-Terminating Actions in the Netherlands 1990-1995 Evaluation of the second survey of the practice of Euthanasia, Medicina e Morale 1997, 3:475-501.

[4] *Standpunt hoofdbestuur inzake euthanasie,* Koninklijke Nederlandse Maatschappij tot bevordering der Geneeskunst, Utrecht, 1995:24-30: Das Verlangen nach Euthanasie oder Selbsttötungshilfe, ausgedrückt vom Patienten selbst – und auf sein oder ihr freiwilliges Ersuchen hin. Der Grad des Leidens des Patienten muß unerträglich und ohne Hoffnung auf eine mögliche Besserung sein. Die aktive Sterbehilfe muß als letzte Lösung gelten und darf deshalb nur stattfinden, wenn klar und deutlich festgestellt ist, daß es keinerlei Alternative gibt, den Zustand des Patienten zu verbessern. Die Handlung der aktiven Tötung muß von einem Arzt durchgeführt werden. Dieser Arzt muß einen unparteiischen Kollegen hinzuziehen, der sich eine Meinung über die Hoffnungslosigkeit und den unerträglichen Zustand des Leidenden sowie den Mangel an Alternativen machen muß.

den Ärzten eingehalten wurden (in Holland „Sorgvuldigheidseisen" genannt). 1994 wurde aus dieser Obligation (Rechtsverpflichtung) ein Gesetz. Diesem wurde ein neues Element hinzugefügt und zwar eine gewisse „Erweiterung" des Meldepflichtverfahrens in den Fällen der Beendigung des Lebens, in denen diese von dem Opfer nicht ausdrücklich verlangt wurden. Auch Fälle dieser Art kommen vor. (Was die Gesamtzahl der gleichen Handlungen betrifft, siehe weiter unten im Rapport Remmelink[5].)

Das Meldepflichtverfahren beinhaltet, daß der Arzt, der die Euthanasie durchführt, keinen Totenschein ausstellt, sondern einen Rapport in Form eines Fragebogens mit inklusive 50 zu beantwortenden Fragen dem Gerichtsarzt aushändigt.

Nach einer oberflächlichen Untersuchung des Leichnams übergibt der Gerichtsmediziner den Rapport dem Staatsanwalt, der eine Beerdigung oder Einäscherung genehmigt oder aber eine Obduktion anordnet. Darauf gibt der Staatsanwalt sein schrifliches Gutachten ab und reicht es an den Oberstaatsanwalt weiter. Dieser seinerseits veranlaßt die Einberufung einer Oberstaatsanwaltskommission, die ihrerseits ihr Gutachten abgibt. - Ob es zur Einleitung eines Gerichtsverfahrens oder aber zur Niederlegung der Akte kommt - letztendlich ist dies eine Kompetenz des Justizministers.

Der Arzt muß eigenhändig die Formulare ausfüllen, in denen er die Art und Weise, in der er sich seiner „legalen Aufgaben" entledigt hat, beschreibt. Es versteht sich von selbst, daß er sich hüten wird, sich den vorgeschriebenen Richtlinien gegenüber strafbar zu machen, was jedoch keines allzu großen Aufwandes bedarf, wenn man in Betracht zieht, daß der Hauptzeuge, das heißt das Opfer, doch nicht mehr aussagefähig ist. Übrigens ist eine solche Kontrolle eigentlich geradezu lächerlich, wenn man bedenkt, daß jener, der kontrolliert werden müßte, diese Kontrolle selbst ausübt. Hier möchte ich noch hinzufügen, daß in gewissen Fällen,

---

[5] *Medische Beslissingen rond het Levenseinde* (Medizinische Beschlüsse rund um das Lebensende), Rapport publiziert von der „Commissie onderzoek medische praktijken inzake euthanasie" (Untersuchungskommission medizinischer Praktiken, die Euthanasie betreffend) unter der Verantwortung des Oberstaatsanwaltes *Remmelink*, Verlag SDU, La Haye, 1991. Ein hervorragender Kommentar über dieses Dokument erschien in der amerikanischen Revue *Issues in Law & Medicine* (1991, 7:339-344), von Doktor Richard *Fenigsen*, Experte in Sachen Euthanasie und mit einer langen ärztlichen Praxis in holländischen Krankenhäusern. Die Reaktion des „Prof. Dr. G.A. *Lindeboom* Instituut", ist ebenfalls hochinteressant: *In Perspectief*, Oktober 1991, 10:3-6.

wie z.B. dem von Doktor *Chabot* aus Assen,[6] der selbst Arzt ist, ihm unterlaufene Fehler - und so die Verletzung der Richtlinien des Gesundheitsrates - zugegeben hat, aber trotzdem keine strafrechtliche Verfolgung gegen ihn eingeleitet wurde. Der Sachverhalt in diesem Falle war folgender: Der Arzt hatte nach eigenem Gutdünken und, ohne den Rat eines Kollegen einzuholen, dem Leben eines Menschen, der in keiner Hinsicht physisch krank war, ein Ende gesetzt. Es handelte sich um eine Frau, die infolge des Todes ihrer zwei Kinder und ihrer Ehescheidung unter Depressionen litt. Trotz dieser Fakten wurde der Arzt ohne weiteres vom Gericht freigesprochen.[7]

De facto ist das Meldepflichtverfahren, das das Töten eines Kranken durch medizinische Mittel betrifft, nicht nachprüfbar, und zwar deswegen, weil die Statistik beweist, daß nur eine Minorität der Ärzte, die die aktive Euthanasie praktizieren, ihre Vorgangsweise der vorher erwähnten Prozedur gemäß melden. Nach dem Rapport Remmelink[8] von 1990 zu urteilen, werden diese Fälle von 75% der praktischen Ärzte und 65% der Krankenhausärzte nicht gemeldet, statt dessen wird ein Formular, das einen natürlichen Tod bescheinigt, ausgefüllt. Diese Fälle von aktiver Euthanasie an Personen, die hierfür keinerlei Einwilligung gegeben haben, werden fast nie gemeldet.[9]

Interessant zu bemerken ist, daß die Regierung den Oberstaatsanwalt *Remmelink* um einen Rapport über den Stand, in Sachen Euthanasie in Holland, gebeten hat. Diese Studie, genannt „*Medizinische Entscheidungen über die Beendigung des Lebens*“[10], ergibt folgende Resultate für das Jahr 1990:

---

[6] Von dem Tribunal des Bezirks Assen in Holland wurde am 21. April 1993 folgender Urteilsspruch gefällt: Freispruch für den Arzt Boudewijn *Chabot* (Akte Nr 19.00822-91).

[7] Eine ausführlichere Einsicht in die Arbeit des holländischen Rechtssystems bietet die äußerst detaillierte Studie von Professor W. *Eijk*, Is the Dutch euthanasia regulation compatible with Evangelium Vitae?, Medicina e morale, 1996,3:469-481.

[8] *Medische Beslissingen* ... Seite 3-6 (vgl. Fn. 4).

[9] G. *vanderWal, P.J. vanderMaas*, Euthanasie en andere Medische Beslissingen rond het Levenseinde, SDU, den Haag, 1996:26.

[10] *Medische Beslissingen* ... Seite 3-6 (vgl. Fn. 4).

Tabelle 1

1.	Kranke, deren Leben auf ihren eigenen Wunsch hin beendet wurde:	2.30
2.	Hilfe bei Selbstmordfällen:	40
3.	Kranke, deren Leben ohne ihre Einwilligung beendet wurde:	1.00
4.	(Medizinische) Überdosis:	22.50
	hierunter:	
	mit dem festen Vorsatz zu töten:	1.35
	mit einem mehr oder weniger festen Vorsatz zu töten:	6.75
	Gesamt mit dem Vorsatz zu töten:	8.10
5.	Einstellung der Behandlung ohne Einwilligung des Kranken:	22.50
	mit dem festen Vorsatz zu töten:	3.60
	mit einem mehr oder weniger festen Vorsatz zu töten:	4.27
	Gesamt mit dem Vorsatz zu töten:	7.87
	Gesamtzahl der Handlungen mit dem Endziel, einen Kranken zu töten:	--------------
		19.67

Dieser Rapport bestätigt, daß die Anzahl ärztlicher Aktionen *ohne Einwilligung* des Patienten folgendermaßen aussieht:

3.	Kranke, deren Leben ohne ihre Einwilligung beendet wurde:	1.00
4.	(Medizinische) Überdosis, mit dem Vorsatz zu töten (ohne Einwilligung):	2.70
5.	Einstellung der Behandlung mit dem Vorsatz zu töten (ohne Einwilligung):	7.87
	Summe:	--------------
	Ärztliche Handlungen mit tödlichem Ausgang, ohne Einwilligung der Kranken:	11.57

Die Gesamtzahl der Todesfälle in Holland beträgt **129.000** im Jahr, auf eine Bevölkerung von ± 16 Millionen Einwohner. Hieraus läßt sich schließen, daß **15%** *aller* Todesfälle in Holland auf die Praktik der Euthanasie zurückzuführen sind, und fast **9%** auf Euthanasie *ohne Einwilligung* des Kranken.[11]

Außerdem fällt auf, daß in der Presse nur die 2.300 Opfer der Euthanasie zur Sprache kommen, **die auf eigenen Wunsch getötet wurden.**

---

[11] *Gunning* K. F., Commissie Remmelink trekt onjuiste conclusie uit onderzoeksrapport euthanasie (Die Kommission R. zieht Fehlschlüsse aus dem Untersuchungsrapport in Sachen Euthanasie), Katholiek Nieuwsblad, 8. Oktober 1991. Ebenfalls zu beachten: zwei ominöse Leserbriefe, veröffentlicht in The Lancet, 19. Oktober 1991, 338:1010-1011.
Euthanasie - de kans is groot dat U deze feiten niet kent (Euthanasie – Die Möglichkeit, daß Sie diese Tatsachen nicht kennen, ist groß), Verlag des Nederlands Artsen Verbond, 1994.

Jene Fälle, die mit dem Decknamen „Gnadentod" bezeichnet werden und an denen Ärzte beteiligt waren, die es nicht für nötig hielten, zuvor mit ihren Patienten über ihr Vorhaben zu sprechen, wurden als „Euthanasie" nicht anerkannt. Dieses ist ein weiteres Beispiel von internationaler *Desinformation* in einer Angelegenheit, in der es in der Tat buchstäblich um Leben und Tod geht.

Dies wurde in einem im März 1997 an den Staatssekretär Seiner Heiligkeit *Johannes Paul II.* adressierten Brief richtiggestellt, geschrieben vom Präsidenten der „World Federation of Doctors who respect Human Life", Doktor Karel F. *Gunning*, Ehrenpräsident der holländischen Ärzteliga (siehe Anhang). Dem Brief war ein Vergleich der offiziellen Daten bzgl. Euthanasie in Holland hinzugefügt (vgl. Tabelle 2, Anhang).

Der Ausdruck „versterving" (Absterben oder Kasteiung) ist ein weiterer, in Holland erdachter Euphemismus, da sie nicht davor zurückschrecken, den Menschen, die zum Großteil noch im Glauben an die universale Menschenrechtsdeklaration und die 10 Gebote des Alten Testaments leben, die Handlung, Kranke zu töten, zu „verschönern" und annehmbar zu machen.

Der Tradition der Katholischen Kirche entsprechend, bedeutet der Ausdruck „versterving" eine geistliche Lebensweise, während der man der Nahrung entsagt, mit dem Vorsatz, seine oft irrationalen, wenn auch legitimen Bedürfnisse des Essens und Trinkens unter Kontrolle zu halten.

Heute wird diese Bezeichnung dem Ausdruck „sterben lassen" gleichgesetzt und dies auf eine irreführende Weise, d.h. durch die Verweigerung von Nahrungs- und Flüssigkeitszufuhr. Anfangs war damit gemeint, den Patienten in der Endphase ihrer Krankheit, wenn sie nicht mehr fähig waren, auf eine normale Weise zu essen und zu trinken, das Sterben zu erleichtern, indem ihnen keine Nahrung oder Flüssigkeit künstlich zugeführt wurde.

Durch das Einstellen der Versorgung (mit Nahrung und Flüssigkeit) auch bei geistig Kranken, die sich weigern, sich zu ernähren, wurde in Holland jetzt diese Terminologie erweitert.

So wie *Jochemsen*[12] auf eine sehr geistreiche Weise feststellt, geht eine Verschiebung der moralischen Norm in ethischen Diskussionen sehr

---

[12] *Jochemsen* H., Versterving, Editorial von In Perspectief, Nr. 7, September 1997, Lindeboom-Institut, Center for Medical Ethics (Ede-the Netherlands).

oft mit einer terminologischen Änderung einher. *Jochemsen* zitiert hier eine Passage von Mephistopheles aus *Goethes* Faust (Teil 1):

„Da seht, daß Ihr tiefsinnig faßt,
was in der Menschen Hirn nicht paßt.
Für was drein geht und nicht drein geht,
ein prächtig Wort zu Diensten steht...“

und auch :

„mit Worten läßt sich trefflich streiten,
mit Worten ein System bereiten,
an Worte läßt sich trefflich glauben.“

Es ist ersichtlich, daß man im Rapport Remmelink versucht, die Versorgung mit Nahrung und Flüssigkeit in die strikte Sphäre der medizinischen Handlungen einzuordnen, vor allem wenn diese durch Spritzen oder duch Nahrungsschläuche durchgeführt wird. Aber man sollte in der Tat nie vergessen, daß die Versorgung mit Essen und Trinken an erster Stelle in den Wirkungsbereich der Pfleger und Krankenschwestern fällt. Daß diese Handlungen von einem Arzt überprüft werden müssen, ist an sich nicht ausreichend, um diese Grundversorgungen in eine medizinische Handlung zu verwandeln. Es ist die Zweckbestimmung, die in unseren Augen das Geschehen in eine der Medizin oder der Krankenpflege zugehörigen Handlung definieren muß. Es ist selbstverständlich, daß der Begriff „versterving“ es möglich gemacht hat, das Einstellen der Grundversorgung leichter zu akzeptieren.

*

Ein weiteres Problem, da nun die Euthanasie in Holland mehr und mehr akzeptiert wird, ist der **Druck**, der auf die Ärzte ausgeübt wird, **das Leben von Patienten zu beenden**. Bedingt durch die gesetzlich geforderte Hinzuziehung eines zweiten Arztes, der bereit ist, den Patienten mittels Euthanasie zu töten, wird auch der Druck auf die holländischen Ärzte, die die Euthanasie ablehnen, verstärkt, sich an diesem Geschehen zu beteiligen. Dies wurde von dem Chefarzt und Chefinspekor des holländischen Ministeriums für Gesundheit, Dr. J. *Verhoef* bestätigt, wie bei

Strijards[13] erwähnt wird. Vor allem in den Fällen, in denen der Patient selbst den Tod durch Euthanasie verlangt, versucht eine Reihe von Pro-Euthanasie-Ärzten, die öffentliche Meinung für eine Verpflichtung der Anti-Euthanasie-Ärzte zu gewinnen, einen Kollegen hinzuzuziehen, der diese Aufgabe übernimmt. Das macht den Arzt, der das menschliche Leben achtet, auf eine indirekte Weise für den Tod des Patienten verantwortlich.

Die aktive Tötung von schwerbehinderten Neugeborenen sei hier auch erwähnt; sie ist eine in Holland immer häufiger angewandte Praxis. Kürzlich ist ein Buch mit dem aufschlußreichen Titel *„Op de grens van leven en dood - afzien van behandelen en levensbeëindiging in de neonatologie"*[14] (An der Grenze von Leben und Tod – die Behandlung einstellen und das Leben in der Neonatologie beenden) erschienen. In diesem Buch läßt man sowohl die Ärzte als auch die Allgemeinheit glauben, daß das Töten Neugeborener, wenn sie schwer behindert sind und mit einer schlechten Lebensqualität zu rechnen haben, heute in Holland zu einer guten medizinischen Praxis gehört. Die Autoren geben zwar zu, daß es in dieser Problematik noch keinen Konsens gibt, bringen aber zum Ausdruck, daß es nur eine kleine Minderheit von Kinderärzten gibt, die gegen diese Art von Tötung sind.

Man kann wahrlich behaupten, daß die Fährte, die damals von den Nazi-Ärzten beschritten wurde, heute auch von den holländischen Ärzten verfolgt wird: Die dem zugrundeliegenden Motivierungen werden von Prof. *Lifton*[15] klar dargestellt und erklärt. Obwohl die Beweggründe dieser holländischen Ärzte nicht dieselben sind wie die der Nazi-Ärzte, so kann

---

[13] *Strijards* G. A. M., Dodingsplicht en de wet: de positie van de nederlandse artsen (Die Pflicht zu töten und das Gesetz: der Standpunkt der holländischen Ärzte), Pro Vita Humana, 1996, Nr. 6.

[14] *Van Willigenborgh T.* und *Kris W., Op de grens van leven en dood- afzien van behandelen en levensbeëindiging in de neonatologie* (An der Grenze von Leben und Tod – das Einstellen der Behandlung und die Beendigung des Lebens in der Neonatologie), Ed. van Gorcum, 1995, ISBN 90232307 X.

[15] Es ist Professor Robert Jay *Lifton*, der in seinem Buch The Nazi Doctors-Medical killing and the psychology of Genocide (Edition Macmillan, London, 1986, ISBN 0-333-43262-2) die beste Beschreibung von dem, was den *biokratischen* Nazistaat ausmachte, abgab (Seite 17). Diese Vorstellung der *Biokratie* wurde ebenfalls von dem Arzt Pierre *Simon* (siehe Fußnote 27) mit Nachdruck gerühmt, indem er erklärte: *„Die Ärzte haben von nun an einen sehr konkreten Anteil an der Macht"* (Seite 16) und *„Nein, die Medizin... war eine der Möglichkeiten, die Welt aufzurichten und die alte Ordnung ins Wanken zu bringen"* (Seite 37). *„Die medizinischen Praktiken zu ändern, glich schon ein wenig einer Weltveränderung"* (Seite 40).

man doch Parallelen ziehen: Es ist ein anti-religiöser Humanismus, wo sich der Mensch (und bei den Nazis die Gesellschaft) auf Kosten der Natur und ihres Schöpfers, das Recht anmaßt zu töten oder nicht zu töten. Die Ethik wird autonom im Verhältnis zu den Menschenrechten. Die holländischen Ärzte sind mehr vom „Mitgefühl" gegenüber ihren schwerkranken Patienten geprägt als jene, die sich weigern, diese zu töten. Diese Art von irrigem Mitgefühl hat ihren Ursprung in einem atheistischen Humanismus und setzt sich überall dort durch, wo diese Ideologie den Vorrang hat. In Holland, wo die Entchristlichung tiefer greift als in anderen westeuropäischen Ländern, ist eine derartige Bestätigung und Gesetzgebung zu einer Realität geworden.

Herbert *Hendin*, ein amerikanischer Professor der Psychiatrie und zugleich weltweite Autorität auf dem Gebiet der Selbsttötung, ist nach Holland gekommen, um die Motivierungen der „holländischen Euthanasisten" (vorzugsweise der Ärzte) zu ergründen. Er faßte seine Erfahrungen in einem Buch mit dem Titel *„Seduced by death - Doctors, patients and the Dutch cure*"[16] (Vom Tode verführt - Ärzte, Patienten und die holländische Heilung) zusammen. Er machte darauf aufmerksam, daß „die holländischen Befürworter der Euthanasie eine aggressiv-defensive Haltung gegen jede Kritik einnehmen, sei es in Bezug auf die Selbsttötungshilfe oder die Euthanasie in Holland. Sie bilden eine geschlossene Front gegenüber allen öffentlichen Einwänden"[17].

Die ausländischen Experten, die nach Holland kamen oder dort lebten, konnten feststellen, wie falsches kollektives Denken in ethischen Fragen zu unrechtmäßigem Verhalten gegenüber dem Leben einer sehr großen Anzahl von Kranken führen kann. Sie konnten auch sehen, inwiefern all dies durch eine semantische Verzerrung verhüllt wird, um es so in den Augen der holländischen Öffentlichkeit und des Parlamentes annehmbar zu machen.

---

[16] *Hendin* Herbert, Seduced by death – doctors, patients and the Dutch cure (Vom Tode verführt – Ärzte, Patienten und die holländische Kur), Ed. W.W.Norton & Cy N-Y 1997, ISBN 0-393-04003-8. Eine Zusammenfassung dieses, gleichfalls von *Hendin* geschriebenen Buches ist zu finden in *Uhlmanns* Buch Last Rights, assisted suicide and euthanasia debated (siehe Fußnote 28) unter dem Titel Assisted suicide and Euthanasia: the Dutch Experience (Hilfe bei Selbsttötung und die Euthanasie: die holländische Praxis), Seite 367-386).

[17] *Hendin*, Seduced by death ... S. 99.

Ein derartiges menschliches Verhalten beschränkt sich jedoch nicht auf das der Holländer. Jack *Kevorkian*[18] wandte ebenfalls diese Art von Taktik an, indem er zweideutige Ausdrücke erfand, wie zum Beispiel: „*Obitiatrie*" für „euthanatische Medizin" und „*Medicocide*" für Euthanasie, das heißt, „das Töten eines Kranken durch einen Arzt". All dies geschieht mit dem Vorsatz, die Tat des vorsätzlichen Tötens von Menschen für die Öffentlichkeit und vorrangig die Ärzte akzeptabel zu machen.

* * *

Abschließende Schlußfolgerungen:

1. Die von den Verfechtern der Euthanasie angewandten Methoden sind absolut identisch mit jenen, die von den Befürwortern der Abtreibung praktiziert werden. Es sind sehr oft ein und dieselben Menschen, die diese Gruppen von Befürwortern bilden. Im Parlament sind die Verfechter der Euthanasie meistens jene, die auch für die Abtreibung gestimmt haben: Diese Strategie scheint uns das Resultat eines Komplotts von weltweitem Ausmaß zu sein. Für mehr Einzelheiten zu diesem Thema, weise ich auf die Bücher von Michel *Schooyans* hin.[19]

2. Dergleichen Taktiken beruhen ebenfalls auf einer irreführenden Semantik: Abtreibung wird „*Unterbrechung der Schwangerschaft*" genannt, Euthanasie bezeichnet man in Holland als „*lebensbeendende Maßnahmen*", eine Semantik, welche vorzüglich mildernde, unschuldige Ausdrücke verwendet. Ein solches Denkschema steht in vollem Widerspruch zu der von der Ärzte-Weltvereinigung abgegebenen Definition für Euthanasie[20]. Verwirrende Euphemismen werden angewandt, um die Natur dieser Aktionen gegen die Menschheit vor der großen Öffentlichkeit zu

---

[18] *Kevorkian* Jack, A fail-safe model for justifiable medically assisted suicide (Ein irrtumssicheres Modell für eine gerechtfertigte medizinische Selbsttötungshilfe) in: *Uhlmann* Michael M., *Last Rights, assisted suicide and euthanasia debated,* William Eerdmans Publishing Cy, Grand Rapids, Mich. USA, 1998, ISBN 0-8028-4199-6, 263-295.

[19] Um sich hiervon zu überzeugen, wäre es empfehlenswert, insbesondere folgende Bücher zu lesen: *Schooyans* Michel, Bioéthique et Population: le Choix de la Vie, Éditions Fayard 1994, ISBN: 2-86679-169-X, *ders.*, Droits de l'Homme et Technocratie. Éditions C.L.D., Paris, 1982, ISBN: 2-85443-002-6.

[20] World Medical Association ...vgl. Fn. 18.

verschleiern[21]. War es nicht Johannes der Evangelist, der uns vor jenem warnte, der „Lügner und Mörder von Anbeginn“ ist[22]?

3. Überall, sei es bei der Abtreibung oder Euthanasie, versucht man, die Normen zu ändern, indem man uns „Extremfälle“ und „Grenzfälle“ vorführt. Denken Sie zum Beispiel an den Fall des Doktor *Hackethal* aus Karlsruhe... Selbst der Nazipropagandafilm *„Ich klage an“*[23], ein Film, der für Euthanasie plädiert, indem er einen Extremfall, mit dem „jeder einverstanden wäre“, wiedergibt, kennt heute ein identisches „Remake“, welches natürlich zuerst in Holland auf dem Bildschirm erschien und nun in allen europäischen Fernsehstudien läuft. Man sieht dort, wie der Arzt Wilfried *van Ooijen* einen Patienten, der sich beinahe in der Endphase seiner Krankheit befand, auf die gleiche Weise wie in dem oben erwähnten Nazi-Film tötete.[24]

---

[21] *Schepens* Philippe, „Die Desinformation“, in: News Exchange of the World Federation of Doctors who Respect Human Life, Juli 1988, 100:9-16.

[22] *Joh* 8, 44: *„Ihr habt den Teufel zum Vater, und nach eures Vaters Gelüste wollt ihr tun. Der ist ein Mörder von Anfang und steht nicht in der Wahrheit; denn die Wahrheit ist nicht in ihm. Wenn er die Lüge redet, so redet er von seinem Ich; denn er ist ein Lügner und der Vater der Lüge“.*

[23] *„Ich klage an“* 1941, Film gesponsert von Dr. Karl *Brandt* und inspiriert durch den Roman des Arzt - Schriftstellers Helmut *Unger*: Zendung und Gewissen (Mission et conscience), Brunnen Verlag, Berlin, 1935. Robert Jay *Lifton* (The Nazi Doctors-Medical killing and the psychology of Genocide, Edition Macmillan, London, 1986, ISBN 0-333-43262-2) beschreibt den Film wie folgend: „Ich klage an“ *ist von einem hohen artistischen Wert, und nachdem ich Ausschnitte hiervon gesehen hatte, konnte ich verstehen, warum die Ärzte, die ich interviewte, noch immer unter seinem Einfluß standen und warum der Film eine Quelle für tiefgehende problematische Diskussionen zwischen ihren Kollegen und den Medizinstudenten war – Diskussionen über die moralische Verantwortlichkeit des Arztes, der unheibar Kranken Hilfe verleiht, indem er ihnen zu dem von ihnen so lang ersehnten Tode verhilft.* („But *'I accuse'* is of respectable artistic quality; and after viewing portions of it, I could understand why doctors I interviewed still felt its impact and remembered the extensive discussion it stimulated among their colleagues and fellow students about the morality of a doctor's aiding incurable patients achieving the death they long for.“) (*Lifton*, The Nazi doctors... , Seite 49).

[24] *Nederhorst* Maarten, Dood op Verzoek (Chronik eines erwünschten Todes), Fernsehfilm am 10. Oktober 1994 im holländischen Fernsehen und am Mittwoch, dem 11. Januar 1995 um 20h10, von der belgischen Fernsehstation RTBF1 übertragen. Dieser Film berichtet über die Lebensbeendigung des Herrn Cees *Van Wendel* – der unter progressiver, muskulärer Dystrophie litt – mit Hilfe des Arztes Wilfried *Van Oijen*.
Dieser Fall, sowie der Freispruch des Doktor *Chabot* (siehe oben) trägt heute die Zulassung und vielleicht morgen die Verpflichtung des Arztes zu Beistand und Hilfe bei

4. Die oben beschriebenen Verhaltensweisen basieren auf dem Glauben, daß die jüdisch-christliche Ethik überholt sei und durch eine sogenannte ***„Neue Ethik“*** ersetzt werden müsse[25][26].

5. Schließlich stellen wir fest, daß die Verfechter der Abtreibung und auch der Euthanasie einen Block der Negation gegenüber dem dritten Artikel **der „Allgemeinen Erklärung der Menschenrechte“** bilden. *„Jeder Mensch hat ein Recht auf Leben.“* Die Befürworter der Euthanasie wenden dagegen ein, daß in ihren Augen, der Embryo, der Fötus aber auch der komatöse Patient keine menschlichen Lebewesen sind.

Wenn man einem menschlichen Wesen das fundamentale Recht auf Leben verweigert, *dann verläßt man das demokratische Zeitalter*, um eine neue Ära zu betreten: die **Ära des Totalitarismus**.[27] Wenn wir nicht auf der Hut sind, dann wären alle kollektivistischen Regime sowie jene, inspiriert vom Marxismus-Leninismus oder vom Nationalsozialismus, nur sehr bescheidene Vorboten von dem, was noch auf uns wartet.

Selbsttötung in sich. Aus Reaktion hierauf hat der Schriftsteller Willem Jan *Otten* einen 200-seitigen Roman geschrieben. Der Titel lautet: *Ons mankeert niets* („Wir sind nicht krank“) (Verlag G.A. van Ooirschot, 1994). Seine Schlußfolgerung ist: Diese „Erlaubnis“ versetzt den Arzt in die Rolle einer griechischen Tragödie. Das inspirierte den Kommentator dieses Buches in dem Journal De Telegraaf (17. Dezember 1994, Seite 21) dazu, seine Erläuterung: „Le médecin sur le siège de Dieu“ („Der Arzt auf dem Stuhl Gottes“) zu nennen. Der Arzt B. *Xhenseval*, medizinischer Direktor einer klinisch-psychiatrischen Einrichtung in Lüttich-Belgien, nennt die Handlung Doktor *Chabots* eine *„Thanatochemopraxie“* (B.M.A., 12-1-1995, 450:4).

[25] *Simon* Pierre, De la Vie avant toute Chose, Éd. Mazarine, Paris 1979, ISBN 2-86374-023-7; vgl. auch „Editorial column“ in *California Medicine*, offizielles Organ der California Medical Association, September 1970, 11/3: 67-69).

[26] *Singer* Peter, „Leben und Tod neu überdenken: Eine neue ethische Annäherung“, in: *Uhlmann* Michael M., Letzte Rechte, Selbsttötungshilfe und Debatten in Sachen Euthanasie, Ed William Eerdmans Publishing Cy, Grand Rapids Mich. USA, 1998, ISBN 0-8028-4199-6.

Auf den Seiten 172-173 schreibt *Singer*: *„Schließlich, indem Sie es vermeiden, zwischen geistig behinderten Menschen und nicht menschlichen Wesen – den Tieren – Vergleiche zu ziehen, haben sie die Unverletzlichkeit der Arten als Unverletzlichkeit der Ethik des Lebens erhalten; trotz der überwältigenden Evidenz, daß der Unterschied zwischen uns Menschen und anderen Arten eher ein Unterschied des Grades als der Gattung ist.“*

[27] Für mehr Einzelheiten über diese These empfiehlt sich *Schooyans* Michel, *L'Avortement: enjeux politiques* (Die Abtreibung: Politisches Schachspiel), Éditions du Préambule Québec, 1990, *ISBN:2-89133-110-3*, und vom gleichen Autor Maîtrise de la Vie, Domination des Hommes (Herrschaft des Lebens, Beherrschung der Menschen), Éditions Lethielleux, Paris, 1986, *ISBN: 2-283-61150-4*.

Glücklicherweise gibt es überall in der Welt Menschen, die die Gefahr erkannt haben, sie denunzieren und sich bemühen, die Welt zu mobilisieren, damit sie sich wehrt gegen diese Form des Todes, von Ideologen erfunden und programmiert, von den Regierungen genehmigt und angeordnet, und „*horresco referens*" von den Ärzten ausgeführt.

Anhang

Brief des Präsidenten der „World Federation of Doctors who respect Human Life“, Doktor Karel F. *Gunning*, Ehrenpräsident der holländischen Ärzteliga, an den Staatssekretär seiner Heiligkeit *Johannes Paul II.*, im März 1997:

In der holländischen Tageszeitung *„Nederlands Dagblad“* wurde bekanntgemacht, daß die holländischen Minister van Mierlo und Borst dem Papst einen Besuch abgestattet haben. Wie Sie gewiß schon wissen, wurde der Vatikan einer Falschaussage, die die Zahl der in Holland ausgeführten Euthanasiefälle betrifft, bezichtigt. Es ist sehr gut möglich, daß diese Zahlen auf die vom *„Holländischen Ärztebund“* (NAV) publizierten statistischen Angaben zurückzuführen sind. Auf das Ersuchen der holländischen Wochenzeitung *„Katholiek Nieuwsblad“* (KN) habe ich dieses Problem der konkreten Zahlen aus dem **Rapport Remmelink**, der im Jahre 1991 von einem von der Regierung einberufenem Komitee publiziert wurde, klargestellt. Der Korrespondent des Katholischen Nachrichtenblattes (Katholiek Nieuwsblad) hat daraufhin den Artikel in einer leicht veränderten Form herausgegeben.

Die Gesamtzahl von 19.675 Euthanasiefällen, von der holländischen Ärztekammer (NAV) berechnet, wurde in großem Maße angefochten. Dies unter anderem, weil im Rapport Remmelink dem Begriff Euthanasie eine unterschiedliche Bedeutung beigemessen wurde, und zwar „die beabsichtigte Beendigung des Lebens eines Kranken ***auf seinen ausdrücklichen Wunsch hin“.*** Da dieses auf 2.300 Patienten im Jahr, denen auf ihr eigenes Ersuchen eine tödliche Dosis verabreicht wurde, zutraf, erklärte das Komitee Remmelink diese Zahl, was die in Holland jährlich ausgeübten Euthanasiefälle betrifft, für offiziell. Der Befund der NAV hingegen, der sich auf die internationale Definition für Euthanasie berief, das heißt, das Leben eines Kranken mit Absicht zu beenden, besagte, daß es ungefähr 20.000 Euthanasiefälle jährlich in Holland gäbe. Im Jahre 1996 wurde ein zweiter Bericht in Sachen Euthanasie mit einem Resumee der Zahlen bis zum Jahre 1995 publiziert[28] (siehe Tabelle 2 im Text). Dieser Bericht zeigt, daß 1990 in 3.736 Fällen (2,9% der Anzahl der Verstorbenen) und 1995 in 4.613 Fällen (3,4%) eine tödliche Dosis verabreicht wurde. (Tafelverzeichnis 9.1 im Rapport des Jahres

---

[28] *vanderWal* G., *vanderMaas* P.J., Euthanasie en andere Medische Beslissingen rond het Levenseinde, SDU, den Haag, 1996.

1995); 1990 in 11.208 Fällen (8,7%) und 1995 in 18.045 Fällen wurde die Behandlung des Kranken mit dem deutlichen Vorsatz, den Tod zu beschleunigen, eingestellt (Tafel 8.1). 1990 wurde in 4.895 Fällen (3,8%) und 1995 in 3.935 Fällen (2,9%) die Behandlung von Schmerzsymptomen mit einem mehr oder weniger vorsätzlichen Ziel, den Tod zu beschleunigen, intensiviert (Tafel 7.2).

Hieraus geht hervor, daß im Jahre 1990 in 19.839 Fällen (15,4%) und im Jahre 1995 in 26.592 Fällen (19,6%) der Arzt mit dem mehr oder weniger ausdrücklichen Ziel, den Tod des Kranken zu beschleunigen, die Entscheidung traf. Dieses bringt uns der, von der NAV berechneten Zahl von 19.675 Fällen sehr nahe.

Die **„World Federation of Doctors who Respect Human Life"** ist dem Heiligen Vater sehr dankbar für seine persönliche Anteilnahme und seinen Beistand zum Schutz des menschlichen Lebens. Es würde uns sehr freuen, wenn diese Information an den Vatikan weitergeleitet werden könnte, damit die an ihm oben erwähnte Kritik widerlegt werden kann.

Hochachtungsvoll
Dr. Karel F. *Gunning*

Tabelle 2

Bericht über Euthanasie in den Niederlanden 1995
Autoren: Prof.Dr. G. van der Wal, Prof.Dr. P. J. van der Maas
Zusammenfassung des Berichts 1995 und des Remmelink-Reports (1990)

Jahr	1995		1990	
Gesamtzahl (GZ) der Todesfälle	135.675		128.824	
verabreichte tödliche Medikamente (gesamt)	3,4%	4.613	2,9%	3.736
davon Beihilfen zum Selbstmord	0,3%	407	0,3%	386
auf ausdrücklichen Wunsch des Patienten	2,4%	3.256	1,8%	2.319
ohne Wunsch des Patienten	0,7%	950	0,8%	1.031
Todesabsicht	3,4%	4.613	2,9%	3.736
Entscheidungen gegen Weiterbehandlung (GZ)	20,2%	27.406	17,9%	23.060
Tod nicht beabsichtigt	6,9%	9.361	9,2%	11.852
ausdrückliche Absicht, den Tod zu beschleunigen	13,3%	18.045	8,7%	11.208
auf ausdrücklichen Wunsch des Patienten	3,8%	5.155	3,1%	3.994
ohne ausdrücklichen Wunsch des Patienten	16,4%	22.251	14,8%	19.066
Intensivierung der Schmerzbehandlung (GZ)	19,2%	26.050	18,8%	24.219
unbeabsichtigter Tod	16,3%	22.115	15%	19.324
teilweise Absicht, den Tod zu beschleunigen	2,9%	3.935	3,8%	4.895
auf ausdrücklichen Wunsch des Patienten	3,3%	4.477	3,2%	4.122
ohne Wunsch des Patienten	15,9%	21.573	15,6%	20.097
GZ der Entscheidungen am Ende des Lebens	42,8%	58.069	39,5%	50.885
GZ der Entscheidungen zur Beschleunigung des Todes	19,6%	26.592	15,4%	19.839
GZ der Entscheidungen auf Wunsch des Patienten	9,8%	13.296	8,4%	10.821
GZ der Entscheidungen ohne Wunsch des Patienten	33%	44.773	31,1%	40.064

Berichtete Fälle der Lebensbeendigung auf Verlangen	41%	1.463	18%	484

Die Entscheidungen auf ausdrücklichen Wunsch des Patienten im Jahr 1995

Die Zahlen ergeben sich aus folgendem: Bei 6,9% aller Todesfälle wurde eine (weitere) lebenserhaltende Behandlung unterlassen, ohne eine Verkürzung des Lebens zu beabsichtigen. Der Bericht von 1995 zeigt, daß dies bei 15% dieser Fälle auf ausdrücklichen Wunsch des Patienten hin erfolgte, d.h. bei 15% von 6,9% oder bei 1% aller Todesfälle. Wir müssen daher annehmen, daß das bei 85% von 6,9%, d.h. bei 5,9% aller Todesfälle ohne ausdrücklichen Wunsch des Patienten erfolgte.

	von allen Todesfällen	
Tödliche Medikamente verabreicht		
ohne ausdrücklichen Wunsch des Patienten	0,7%	950
Entscheidungen gegen Weiterbehandlung		
Bei 6,9% der Fälle war der Tod nicht beabsichtigt, bei 85% von diesen nicht verlangt	5,9%	8.005
Bei 13,3% der Fälle war der Tod beabsichtigt, bei 79% von diesen nicht verlangt	10,5%	14.246
Intensivierung der Schmerzbehandlung		
Bei 16,3% der Fälle war der Tod nicht beabsichtigt, bei 86% von diesen nicht verlangt	14%	18.995
Bei 2,9% der Fälle war der Tod beabsichtigt, bei 64% von diesen nicht verlangt	1,9%	2.578
Ohne ausdrücklichen Wunsch des Patienten. Gesamtzahl	33%	44.773

IV. Sterbebegleitung in der Praxis

Wie kann ein Sterben im Kreis der Familie unterstützt werden?
Sichtweisen der Systemischen Familientherapie

Renate Riedler-Singer

In der Folge möchte ich einen kleinen Einblick in die Möglichkeiten familientherapeutischer Hilfestellung in der schwierigen Zeit des endgültigen Abschiednehmens geben.

Hilfe besteht im Einleiten und Begleiten einer heilenden Beziehung der Familienmitglieder untereinander, da es für die Bewältigung von Abschiednehmen und Verlust von grundlegender Bedeutung ist, mit sich selber und mit der Familie seinen Frieden zu machen. Bisher Tabuisiertes wird zugänglich, die Zerbrechlichkeit und Kostbarkeit des Lebens herausgestellt, die Gelegenheit geschaffen, unbewältigte Probleme – meist verbunden mit Schuld- und Schamgefühlen – zu lösen und eine fürsorglich-verabschiedende Beziehung ermöglicht. Hiebei geht es auch um Prävention vor oder Aufarbeitung einer schweren emotionalen Symptomatologie im Familiensystem während der Endphase der Erkrankung oder nach dem Tod eines Familienmitglieds.

In aller Kürze werde ich acht Ansatzpunkte erörtern:

1. *Den Familienkontext erkunden*: Dies bedeutet, herauszufinden, wie die Familie strukturiert ist (nützlich dabei ist ein sogenanntes ‚Genogramm', das ist eine Art symbolisierter Stammbaum über drei Generationen, der die familiären Relationen grafisch darstellt). Diese Darstellung nebst klärenden Fragen dazu machen sowohl die intrafamiliäre Problemlage deutlich, als sie zur Suche hilfreicher Beziehungen und Unterstützungsfaktoren dienen. In dieser Situation nach nichtbedachten Ressourcen suchen zu helfen, ist ein häufiges Einsatzgebiet von systemischen Therapeuten. Dies betrifft sowohl die Zeit während der Pflege eines Todkranken oder Sterbenden, als auch die Zeit der schwierigen Neuorientierung nach dessen Ableben. Miteinbezogen

wird auch das weitere soziale Netz von Nachbarn, Freunden, Hilfsdiensten, Kirche u. ä.

2. *Eine faktenbezogene Sprache finden*: Hier fungieren Familientherapeuten und -therapeutinnen als Modellpersonen für offenes Sprechen, das auch und vor allem den Patienten (die Patientin) einschließt. Sie sind hilfreich im behutsam geführten Rückzug von der Hoffnung auf Heilung und leisten Beistand in der Beschäftigung mit dem Gedanken des endgültigen Abschieds. Sie helfen beim allmählichen Herangehen an ein bejahendes Bedeutungssystem für das Loslassen und das Sterben. Denn nur, wenn dies akzeptiert wird, sind viele Familienangelegenheiten erst sinnvoll zu besprechen und notwendige Prioritäten zu setzen, insbesondere auch für unerledigte Beziehungsaspekte und für Abschiedsrituale. Der Familientherapeut (die -therapeutin) bekräftigt alle Angehörigen (einschließlich der todkranken Person, sofern möglich) darin, anstehende Entscheidungen zu treffen.

3. *Wenigstens eine offene Beziehung innerhalb der Familie einrichten helfen*: Triangulation meiden, durch welche man zum Ersatz-Geheimnisträger würde. Der Beginn besteht oft im Coaching jener Person, die für den Ausdruck ihrer Gefühle anderen Familienmitgliedern gegenüber bereits motiviert ist und unter großer Spannung steht. Manchmal hilft auch das therapeutische Zur-Sprache-Bringen des Verdrängungsmaterials (wie wird von wem zu welchem Thema verdrängt oder ausgewichen). Dazu gehört, Blokkaden, die die antizipatorische Trauerarbeit behindern, ausfindig zu machen. Von manchen Familien wird die Empfehlung von einschlägiger Ratgeberliteratur oder Selbsthilfegruppen als hilfreich erlebt.

4. *Die familiären Streß-Symptome im Auge behalten*: Während der Terminalphase und nach dem Tod das ganze familiäre Beziehungsgefüge überblicken, da oft vorerst den Betroffenen unklare Symptome mit dem Anlaß des Todesfalles in Verbindung gebracht und behandelt werden müssen. Dazu gehört auch das Zutagetreten unerledigter Trauer über frühere Verluste.

5. *Rituale und Glaubenssysteme der Familie nutzbar machen*: Von eminenter Bedeutung für den Umgang mit dem Phänomen Sterben ist auch die weltanschauliche Orientierung, in welche die Familie eingebettet ist. Diese kann lange Zeit latent gewesen sein, so daß ein behutsames Herantasten erforderlich ist. Es ist gut, Ängste vor dem Sterben und dem Tod herauszufinden und, besonders im Zusammenhang mit familiären Scham- und Schuldgefühlen, aber auch Vorwürfen an die Behandler, zu bearbeiten, Seelenqualen zu lindern. Das Verändern einengender, gefangen haltender Glaubenssysteme ist ein Kernstück in der Bewältigung von tragischen Todesfäl-

len. Dies gilt gleichermaßen für die Familie und für die mit der Therapie Befaßten.

Hilfreiche Anschauungen sind: Der Tod wird als Übergang erlebt. Die Verstorbenen sind uns bereits einen Schritt voraus. Den Toten gegenüber besteht Dank und Beziehung. Nach dem Tod gibt es ein besseres Weiterleben oder zumindest ist der Tod eine Erlösung von Schmerzen. Gibt es eine Tradition geteilten Leids? Welche Rituale des Abschieds können gefunden oder aus der Familientradition heraus neu belebt werden, damit sie möglichst persönlich von der Familie mitgestaltet sind?

6. *Bewältigungshilfe für das Hier und Jetzt anbieten*: Wenn der Tod jeden Tag erwartet werden kann, muß die Familie zu verstehen lernen, daß die wechselnden Leidens- und Gemütszustände der todgeweihten Person keineswegs gegen die Familie gerichtet sind, sondern phasenweiser Ausdruck naturgemäßer Rückzugswünsche darstellen. Andrerseits ist zeitweise Nähe aber auch durchaus erwünscht. Der Therapeut bietet einen Brückenschlag zwischen beiden Zielen an. Letztlich suchen in diesem Stadium moribunde Menschen die Versicherung, daß ihre Schmerzen unter Kontrolle gebracht, d.h. minimiert werden können. In der kurzen noch verbleibenden Zeit möchten sie eine für sie wichtige Bezugsperson bei sich wissen. Die letzten Momente der Gemeinsamkeit zu erleben und dann die Erfahrung zu meistern, verlassen worden zu sein, ist die schwierige Aufgabe für die Hinterbliebenen. Die Aufgabe des Therapeuten dabei ist es, diesen Prozeß, der sich auch in großen Gefühlsambivalenzen darstellen kann, helfend zu begleiten.

7. *Der Familie bei ihrer Neuorganisation helfen*: Nach dem Tod besteht das Einsatzgebiet der systemischen Therapie, der Familie bei ihrer notwendigen Umstrukturierung zu helfen und die weitere Trauerarbeit zu stützen.

8. *Die Selbstreflexion in der Therapeutenrolle einbeziehen*: Damit man einer betroffenen Familie Begleitung im Trauerprozeß anbieten kann, muß man sich der eigenen Auseinandersetzung mit dem Phänomen des Todes stellen. Weder kühles Vermeidungsverhalten noch, sich mit voller Emotion in das Familiensystem zu verstricken, kann von Nutzen sein. Die Herausforderung, Hilfe geben zu dürfen, ist auch eine große Chance, die eigene Persönlichkeit weiterzuentwickeln. So gesehen, eröffnet uns die Befassung mit dem Leiden und Sterben erhöhte Aufnahmefähigkeit für das eigentlich Wertvolle im Leben.

Literaturhinweis

Riedler-Singer, R., Angesichts des Todes. Trauerarbeit im Systemischen Kontext, in: Brandl-Nebehay, A., e.a. (Hrsg.), Systemische Familientherapie. Grundlagen, Methoden und aktuelle Trends, Facultas Verlag, Wien, 1998

Hospizbewegung in Österreich
Ambulante und stationäre Einrichtungen
Ausbildungserfordernisse für eine Lebensbegleitung bis zuletzt

Hildegard Teuschl CS

Aktive Sterbebegleitung statt aktiver Sterbehilfe: die Hospizbewegung

Seit 10 Jahren wird in Österreich der Begleitung und palliativen (lindernden) Pflege und Behandlung sterbender Menschen und der Unterstützung ihrer Angehörigen erfreulicherweise immer mehr Aufmerksamkeit geschenkt. Im Sinne der aus England kommenden *Hospizbewegung* bemühen sich haupt- und ehrenamtliche Mitarbeiterinnen und Mitarbeiter von Hospizinitiativen um die Linderung von körperlichen, psychischen, sozialen und spirituellen Schmerzen. Sie helfen mit, Lebensqualität bis zuletzt zu erhalten und ein Sterben in häuslicher Atmosphäre zu ermöglichen.

In allen Bundesländern gibt es heute mobile Hospiz-Hausbetreuungsteams, die ausschließlich bei Menschen zum Einsatz kommen, die an einer unheilbaren Erkrankung in fortgeschrittenem Stadium leiden. Das älteste und derzeit größte mobile Hospiz ist das Wiener Caritas Hospiz, das ich vor 10 Jahren mitbegründen durfte.

Für die stationäre Betreuung sterbender Menschen, die nicht zuhause gepflegt werden können oder eine Veränderung in der Schmerztherapie-Einstellung benötigen, um anschließend wieder besser zuhause leben zu können, gibt es in Österreich derzeit 5 Hospize und 3 Palliativstationen mit insgesamt 76 Betten. Mehrere Palliativstationen sind in Vorbereitung.

In Wien wurde 1992 das Hospiz St. Raphael an der Krankenanstalt des Göttlichen Heilands eröffnet; die beiden weiteren Hospize: im GZW (Geriatriezentrum am Wienerwald) und im Pflege- und Sozialzentrum der Caritas Socialis/Rennweg gibt es seit 1995.

Ein Beispiel: das CS-Hospiz Rennweg

Im *CS-Hospiz* mit seinen 12 Betten wurden im Jahr 1998 137 Patienten aufgenommen.. 10 Kranke konnten nach einem stationären Aufenthalt und entsprechender Schmerzeinstellung wieder nach Hause gehen; 7 Menschen wurden in Pflegeheime entlassen. 125 sind im Hospiz verstorben. Bei 10 % der schwerkranken Menschen wurden auch die Angehörigen im Hospiz aufgenommen. Es ist auch die Übernachtung in einem zweiten Bett im Zimmer des Sterbenden möglich. Bei allen Kranken bestand ein guter Kontakt mit dem Hausarzt des Patienten, teilweise auch mit den Ärzten des Spitals, in dem der Kranke zuletzt behandelt wurde. Durch die 35 ehrenamtlichen MitarbeiterInnen des CS-Hospiz, die alle einen Vorbereitungskurs absolviert haben, wird das hauptamtliche Personal entlastet. Ehrenamtliche aus den verschiedensten Berufszweigen und Gesellschaftsschichten garantieren auch die Normalität des Alltags. Sie können sich für unterschiedlichste Dienste einteilen lassen: für Gespräche mit den Kranken oder Angehörigen, für Sitzwachen am Bett oder Dienste in der Wohnküche der Station, wo Patienten und Personal oft gemeinsam etwas kochen und essen; für Bürohilfen oder Besorgungen in der Stadt oder für die Vorbereitung und Durchführung von Benefizveranstaltungen. Letztere gehören seit jeher zur Hospizarbeit und sind zur Mittelbeschaffung unerläßlich.

Leider wird in Österreich stationäre Hospizbetreuung noch nicht durch die Sozialversicherung finanziert, sondern nur teilweise durch Pflegegeld und Sozialhilfe abgegolten. Viele Patienten oder deren Angehörige müssen einen Teil der Kosten selbst tragen; dies, obwohl durch Kostenrechnungen nachgewiesen wird, daß unheilbar kranke Menschen durch Hospizbetreuung kostengünstiger und effizienter versorgt werden als in Akutabteilungen.

Hospize in den Bundesländern

In *Oberösterreich* und in *Tirol* wurden im November und Dezember 1998 je ein Hospiz mit 10 Betten in Ried/Inn (am Krankenhaus der Barmherzigen Schwestern) und in Innsbruck (von der Tiroler Hospizgemeinschaft der Caritas) eröffnet. Seit Herbst 1998 gibt es als Modellversuch des Landes *Steiermark* an 2 Krankenhäusern in Graz und an einem in Bad Aussee Palliativstationen mit je 5 Betten. In *Vorarlberg* gibt es ein ausgezeichnet ausgebautes ambulantes Hospiznetz und weitgediehene Vorbereitungen für eine Palliativstation in Hohenems. In *Kärnten* gibt es Planungen für eine Palliativstation am LKH Klagenfurt. *Salzburg* möchte ein Tageshospiz errichten. Das Land *Niederösterreich* versucht den Weg über einzelne Hospizbetten in den Landespflegeheimen und die Integration der Hospizarbeit in die Sozialen Stützpunkte der Caritas-Hauskrankenpflege.

Der Dachverband Hospiz Österreich

Die verschiedenen Hospiz-Einrichtungen und -Initiativen sind durch den Dachverband HOSPIZ ÖSTERREICH vernetzt, der 1993 mit Hilfe des damaligen Familienministeriums gegründet wurde. „Hospiz Österreich" arbeitet – wie fast alle Hospiz-Initiativen zu Beginn – nur mit ehrenamtlichen Kräften. Der Dachverband fördert den gegenseitigen Informationsaustausch, der in der Gründungsphase unerläßlich ist. Er sorgt für Bewußtseinsbildung in der Öffentlichkeit und den Austausch unter den Referenten und Projektverantwortlichen. HOSPIZ ÖSTERREICH veranstaltet regelmäßig Bildungsangebote, meist in Kooperation mit anderen Trägern der Erwachsenenbildung.

Aus- und Fortbildung in Lebens-, Sterbe- und Trauerbegleitung

Begleitungs- und Betreuungspersonen im Dienst an sterbenden Menschen und ihrer Angehörigen brauchen eine Vorbereitung auf ihre Tätigkeit. Sie brauchen aber auch regelmäßige Austauschmöglichkeiten über ihre Erfahrungen im Begleiten, Trauern und Abschiednehmen. Seit Jahren gibt es daher zahlreiche Bildungsangebote für Lebens-, Sterbe- und Trauerbegleitung. Sie werden in Einrichtungen der Erwachsenenbildung, besonders in kirchlichen Bildungshäusern, wie z.B. im Wiener Kardinal König Haus berufsübergreifend veranstaltet. In den Sozialen Fachschulen gibt es einjährige Lehrgänge, die seit 1995 mit dem Öffentlichkeitsrecht des BMUK ausgestattet sind. Kürzere und längere innerbetriebliche Angebote gibt es aber auch in Krankenhäusern und Pflegeheimen.

Als Dachverband HOSPIZ ÖSTERREICH haben wir 1997 in Zusammenarbeit mit der Caritas Wien ein Curriculum für einen *1. Österreichischen Palliativ-Lehrgang* entwickelt. Hierbei wurden internationale Erfahrungen einbezogen. Als Professoren wirken international anerkannte Fachleute aus 4 Ländern mit. In diesem Lehrgang erfolgt ein prozeß-orientiertes, interdisziplinäres Lernen von Ärztinnen und Ärzten, Pflegekräften, SozialarbeiterInnen, TherapeutInnen, SeelsorgerInnen, u.a. Die Veröffentlichung der

Lernerfahrungen sind ein Beitrag zur Festlegung internationaler Mindeststandards in der Palliative Care.

Der Österreichische Palliativ-Lehrgang, den bisher 75 Personen besuchten (50 % Ärzte und Ärztinnen), ist ab Herbst 1999 Teil eines Universitätslehrgangs, der in der Folge eine starke Organisationsentwicklungs-Komponente haben wird. Denn es genügt nicht, nur Personen zu schulen, auch unsere Institutionen müssen sich verändern; weil nach wie vor österreichweit mehr als 60 % aller Menschen in Krankenanstalten und Pflegeheimen sterben.

Die *Hospizidee als gemeinsame Grundlage aller Hospiz- und Palliativ-Einrichtungen* lehrt oder verstärkt eine innere Haltung gegenüber sterbenden Menschen und ihren Angehörigen als Partner, deren Autonomie es zu wahren und zu schützen gilt. Es geht um die bestmögliche Lebensqualität für Patienten und deren Angehörige. Hospiz unterstützt ein Leben bis zuletzt und betrachtet Sterben als einen natürlichen Vorgang. Der Schwerpunkt liegt hierbei auf der Schmerz- und Symptomlinderung, wobei körperliche, psychische, soziale und seelisch-geistige Aspekte integriert werden.

Keinesfalls ist jedoch daran gedacht, „Sterbebegleitung“ als neuen Berufszweig zu etablieren, wie das fälschlicherweise kürzlich in einer Wochenzeitschrift behauptet wurde.

Nur in der kooperativen, interdisziplinären und gleichberechtigten Zusammenarbeit aller unterschiedlichen Berufsgruppen, die für die letzte Lebensphase eines Menschen relevant sind, können Antworten auf die Defizite in unseren Familienstrukturen und auf die Defizite in unserem Gesundheitswesen gefunden werden.

Wenn es uns gelingt, für Menschen mit nicht heilbaren und weit fortgeschrittenen Erkrankungen mit begrenzter Lebenserwartung in kompetenten haupt- und ehrenamtlichen Helfern und aufmerksam verbesserten Institutionen des Gesundheitswesens entsprechende Alternativen anzubieten, werden wir *dem Ruf nach der aktiven Euthanasie wirkungsvoll vorbeugen.*

Bei der Fachtagung „LEBEN. STERBEN. EUTHANASIE?“ am 19./20.März 1999 stellte der Dachverband HOSPIZ ÖSTERREICH folgende Forderungen für eine optimale Sterbebegleitung:

– Alle Studierenden der Medizin haben eine verpflichtende AUSBILDUNG in PALLIATIVE CARE zu erhalten: Sie sind in Schmerzbekämpfung, Symptomkontrolle, Kommunikation/Gesprächsführung und Interdisziplinärer Zusammenarbeit zu schulen.

– Haus-, Spitals- und Pflegeheimärzte sollen eine verpflichtende NACH-SCHULUNG in PALLIATIVE CARE erhalten.
– In Österreich sind die Bemühungen um die Installierung eines LEHR-STUHLS FÜR PALLIATIVMEDIZIN zu forcieren.
– Mobile, stationäre und teilstationäre Hospize und Palliativstationen sind AUSZUBAUEN und finanziell zu fördern.
– ÜBERNAHME DER KOSTEN für Hospiz- und Palliativbetreuung durch die SOZIALVERSICHERUNGSTRÄGER, auch wenn keine Aussicht auf Heilung besteht.
– Einbeziehung EHRENAMTLICHER in die Begleitung Sterbender und ihrer Angehörigen: Sie sind auf den Dienst vorzubereiten (Schulung) und in ihrer Tätigkeit zu begleiten (Supervision). Sie sind als verläßliches Mitglied im interdisziplinären Team einzusetzen, und nicht als Lückenbüßer oder nur um Kosten zu sparen.
– „SterbebegleiterIn" darf kein neuer Berufszweig werden: WAS ALLE ANGEHT, KÖNNEN NUR ALLE ANGEHEN.

Das Mobile Caritas Hospiz Wien
Aus der täglichen Arbeit des Mobilen Caritas Hospiz Wien

Martin Sorge

„Sie sind wichtig, weil sie eben sie sind. Sie sind bis zum letzten Augenblick ihres Lebens wichtig, und wir werden alles tun, damit sie nicht nur in Frieden sterben, sondern auch bis zuletzt leben können."

Cicely Saunders

„Wo kämen wir hin, wenn alle sagten, wo kämen wir hin und keiner ginge, um zu sehen, wohin wir kämen, wenn wir gingen."

Kurt Marti

Für mich ist *Hospizbewegung*, und bleibt es hoffentlich noch lange, eine *Bewegung*; eine Bewegung von unten, von Menschen, die aufmerksam sind, aufmerksam geworden sind, und sagen, so geht's nicht weiter. Die Hospizbewegung ist eine Weltanschauung und Herzensangelegenheit mit dem Grundgedanken, schwerkranken Menschen ein würdiges Leben bis zuletzt zu ermöglichen und stellt daher den Menschen mit seinen Bedürfnissen und Nöten in den Mittelpunkt seines Umganges.

Wo kämen wir hin? Wir sind ein Stück weit schon gekommen. Das Mobile Caritas Hospiz in Wien nahm seine Arbeit im Herbst 1989 auf und hat es sich zur Aufgabe gemacht, Menschen mit bösartigen Erkrankungen, die nach menschlichem Ermessen nicht mehr geheilt werden können, zu Hause – ungeachtet ihrer politischen Überzeugung, Religionszugehörigkeit sowie der finanziellen Situation zu betreuen und zu begleiten.

Unser *Ziel* ist es, Menschen ihr Leben und Sterben in Würde in vertrauter Umgebung und geborgener Atmosphäre zu ermöglichen. Da sich die Leiden, Ängste und Nöte von Kranken und Angehörigen unterschiedlich und doch sehr komplex darstellen, kann das Ziel nur unter dem Zusammenwirken aller Kräfte und Berücksichtigung aller menschlichen Ebenen erreicht werden:

Der Kranke leidet unter körperlichen, psychischen, sozialen und spirituellen Nöten. Wir versuchen deshalb, nicht nur auf seine körperlichen, sondern auch auf seine psychosozialen und spirituellen Bedürfnisse einzugehen. Wir nehmen uns Zeit für ihn. Grundsätzlich bestimmt der Kranke selbst über *Art und Ausmaß der Unterstützung.* Nichts wird aufgedrängt. Schmerztherapie wird genauso wie spirituelle Begleitung angeboten. Es liegt am Betreuten, ob und inwieweit er vom Angebot Gebrauch macht: Wir versuchen zu helfen, diesen Lebensabschnitt in allen Facetten gemeinsam leben zu können. Vielleicht gelingt es sogar, die Krankheit zu begreifen, den Sinn zu erfassen. Vor allem auch dann, wenn möglicherweise auftretende Schmerzen genommen oder zumindest erträglich gehalten werden können. Und wenn auch die Krankheit selbst nicht mehr geheilt werden kann, so können dennoch die verschiedenen unerträglichen Krankheitszeichen beseitigt oder doch wenigstens erträglich gestaltet werden, so daß mancher Schwerstkranke nicht ins Krankenhaus muß bzw. sogar früher nach Hause entlassen werden kann.

Wir beziehen die *Angehörigen*, je nach ihrem Vermögen, in die Pflege mit ein. Sie sind ja oft Tag und Nacht bei den Sterbenden. Gespräche finden statt, wenn die Angehörigen ihr Erleben besprechen wollen, und ich habe gemerkt, daß es günstig ist, eine Beziehung rechtzeitig vor dem Sterben aufzubauen. Angehörige, welche in die Pflege miteinbezogen werden, können den Trauerprozeß einfacher bewältigen, weil sie für die Sterbenden etwas tun können, z.B. beim Umlagern helfen, Mundpflege machen.

Uns liegt eine gute *Zusammenarbeit* mit *Hausärzten, Spitälern und anderen sozialen Diensten* am Herzen. Dieses Angebot zur Zusammenarbeit wird in den meisten Fällen gerne angenommen und die bisherigen diesbezüglichen Erfahrungen sind überwiegend erfreulich. Allerdings besteht auf dem Gebiet der Schmerztherapie und der Symptomenkontrolle da und dort noch ein Aufholbedarf.

Grundsätzlich bekommt jeder Arzt im Zuge seiner langen Ausbildung das theoretische Rüstzeug mit, das er zur Betreuung unheilbar Kranker benötigt. Die praktische Umsetzung ist jedoch nicht immer leicht. Erstens ist das Denken der Ärzte vom absoluten Heilungsanspruch geprägt, zweitens geht jeder in erster Linie von seinem eigenen Spezialfach aus und denkt in dessen

Kategorien. Aber das Wissen darum, welche palliativmedizinische Maßnahme gerade im speziellen Fall sinnvoll ist, sollte sich jeder mit terminalen Patienten befaßte Arzt, auch der Praktische Arzt, aneignen. In England wurden schon 1987 Konsequenzen gezogen. Es gibt dort seither das Zusatzfach „Palliativmedizin". In Österreich startete im Jänner 1998 der erste interdisziplinär geführte „Palliative Care"-Lehrgang für Ärzte und Pflegepersonal in Wien. Gestern, am 19. März 1999, startete der erste Palliativlehrgang der Österreichischen Palliativgesellschaft für Ärzte in Wien.

Wir bemühen uns, das Wissen um die medizinisch-pflegerischen Möglichkeiten zu Hause gezielt in der Bevölkerung weiter bekannt zu machen. Denn so mancher terminal Kranke müßte nicht ins Spital oder könnte (früher) aus dem Spital entlassen werden, wenn das Wissen um diese Möglichkeiten zu Hause Allgemeinwissen wäre. Sogar die Notwendigkeit, mehrmals täglich Injektionen zu verabreichen, sollte kein Grund mehr für ein Verbleiben im Spital sein. Kleine, handliche, programmierbare Injektionspumpen machen den Kranken unabhängiger von Arzt und Schwester. Über Sinn und Unsinn der routinemäßigen Infusions-„Therapie" im Terminalstadium sollte durchaus vermehrt diskutiert werden. Erfahrene Palliativmediziner sind der Überzeugung, daß sehr oft (nicht immer) gute Körperpflege, im speziellen Fall Mundpflege, Mundspülen und Lutschen von kleinen, aromatisierten Eiswürfeln das Durstgefühl erfolgreicher bekämpfen können als etwa 1500 ml Flüssigkeit intravenös pro Tag. Und wenn unser Patient nicht gerade „im Ileus ist", können viele kleine orale Flüssigkeitsgaben am Ende des Tages durchaus 1000 bis 1500 ml ergeben. Allerdings muß jemand da sein, der dem Kranken in unermüdlicher Kleinarbeit immer wieder ein paar Tropfen einflößt – eine Bedingung, die in unserem Gesundheitssystem aus finanziellen Gründen meist nicht erfüllbar ist.

Die physische und noch viel mehr psychische Belastung der zu Hause betreuenden Familienangehörigen ist immens groß. Regelmäßige Beratung sowie das beruhigende Gefühl, auch im Notfall kompetente Ansprechpartner zu haben, helfen der Familie, länger durchzuhalten. Unsere zahlreichen *ehrenamtlichen HospizmitarbeiterInnen* können wesentlich zur Entspannung der Situation beitragen. Sie können stundenweise Bettwachen zu Hause übernehmen oder erledigen Wege (zum Beispiel chefärztliche Bewilligungen von Medikamenten und Pflegeartikeln sowie amtsärztliche Genehmigungen von Dauersonderrezepten einholen) und vieles mehr.

Das Miterleben des Sterbens sowie der endgültige Verlust eines Angehörigen sind ein einschneidendes Erlebnis. Es kann wahrlich „Schwerarbeit" für die Hinterbliebenen bedeuten, aus der Phase der Niedergeschlagenheit wieder herauszufinden. Sind viele Dinge zwischen Verstorbenem und Hinterbliebenem unausgesprochen und unerledigt geblieben, kann das den *Trauerprozeß* erschweren. Ein individuelles Gespräch oder die Teilnahme an einer Trauergruppe (einer Art Selbsthilfegruppe für trauernde Hinterbliebene) kann diese Phase erleichtern.

Wahrscheinlich unrealistisches *Fernziel* der Hospizbewegung ist es, sich selbst unnötig zu machen. Das würde dann der Fall sein, wenn in allen Bereichen unseres Gesundheits- und Sozialsystems Schwerkranke und Sterbende auch die letzte Phase ihres Lebens menschenwürdig erleben könnten. Da wir davon noch weit entfernt sind, versuchen Hospize (sowohl die mobilen wie auch die stationären Einrichtungen) ihre Erfahrungen im Umgang mit Schwerkranken an alle relevanten Berufsgruppen weiterzugeben. Die Teammitglieder des Mobilen Caritas Hospiz halten immer wieder Referate im privaten Bereich und gestalten Unterrichtseinheiten in Pflegeschulen und Fortbildungszentren. Zahlreiche Hospitanten aus Gesundheits- und Sozialberufen konnten die Arbeitsweise des mobilen Hospizes kennenlernen.

Wie kommt man als Patient zu Hospiz-Betreuung zu Hause?

Ein Anruf von wem auch immer genügt. Danach erfolgt eine Erstvisite (Schwester/Pfleger oder Arzt), bei der die Betreuungsintensität besprochen wird und erste Ratschläge zur Erleichterung der Pflege gegeben werden.

Für den Patienten (und in der Trauerphase für die Angehörigen) entstehen keine Kosten. Die *Betreuung erfolgt unentgeltlich.* Personal- und Sachkosten werden teilweise aus Spenden, teilweise durch die Gemeinde Wien abgedeckt. *Hospizdienste und Geld in Richtung Gewinn schließen einander aus.* Für mich ist ein Hospiz, auch ein stationäres Hospiz, zu 100% nicht zu finanzieren. Es lebt mindestens zu 1/4 von Ehrenamt und von Spende. Ansonsten ist es lediglich ein gutes Wirtschaftsunternehmen. Ich glaube, diese Haltung schließt auch einen Wildwuchs von Hospizen aus.
Regulärer Dienst ist von Montag bis Freitag tagsüber; an Wochenenden sowie an Feiertagen bieten wir einen Bereitschaftsdienst von Schwester/Pfleger sowie Ärztin oder Arzt an. Eine Rund-um-die-Uhr-Betreuung ist routinemäßig zur Zeit nicht möglich.

Unser *Einsatzgebiet* ist die gesamte Stadt Wien.

In unserem Team arbeiten als Teil- oder Vollzeitangestellte:

– diplomierte Pflegepersonen (sieben Schwestern und ein Pflegedienstleiter),
– drei teilzeitangestellte Ärzte sowie ehrenamtlich vier weitere Ärzte/innen,
– eine Mitarbeiterin für Öffentlichkeitsarbeit
– zwei Sekretärinnen (Sekretariatsarbeit, Betreuung der ehrenamtlichen Mitarbeiter, Erstgespräche mit Patienten oder Angehörigen und vieles mehr),
– eine Leiterin der ehrenamtlichen MitarbeiterInnen, sowie fünfundvierzig ehrenamtliche MitarbeiterInnen in vielerlei Funktionen.
– Die angestellten Mitglieder des Teams können sich ihre Dienstzeit nach den Bedürfnissen der Patienten, der Angehörigen und ihren eigenen einteilen.

Krankenhausseelsorge am Sterbebett

Peter Kai

Wie sehe ich meine seelsorgliche Praxis und was sind meine Prioritäten?

Zuerst möchte ich feststellen, daß wir in der Kranken- und Sterbebegleitung zu zweit arbeiten. Meine Mitarbeiterin, Frau Heimhilcher ist für mich eine unentbehrliche Unterstützung geworden.

– Unsere Grundhaltung und seelsorgliche Praxis sehen wir in der Begleitung, die für die tiefen Sehnsüchte und Bedürfnisse des Menschen offen ist und ihm Unterstützung beim Entdecken, beim Zulassen und beim Ausdrükken dieser anbietet.

– Wir möchten den uns anvertrauten Menschen in Berührung bringen mit sich selbst, mit seinen Gefühlen, Wünschen und letztlich mit einem Gott, der wirklich mit ihm ist, der ihn selbst mit seinen Nöten, seinen Sehnsüchten und Bedürfnissen ernstnimmt.

– Seelsorgliche Begleitung bedeutet für uns auch, daß wir die Personen als körperliche, seelische, geistige und spirituelle Einheit wahrnehmen.

– Wir versuchen gemeinsam mit dem Menschen trotz seiner Krankheit, seinem Schmerz, seinem Verlust, nach dem Sinn *seines* Lebens zu suchen.

– Wir möchten mit ihm Symbole und Riten entdecken und einen Raum für deren Ausdruck schaffen.

Dies setzt voraus, daß wir dem Menschen nicht in erster Linie als beamtete Seelsorger, als Theologen, sondern als Person authent begegnen, die sich selbst treu bleibt, um so dem zu Begleitenden Mut macht, sich auch in seinem Sterben treu zu sein. Das bedeutet, daß wir ihm in seiner unverletzlichen Würde ernstnehmen, daß wir ihm Raum und Zeit geben, die erfüllt ist von einer Atmosphäre der Offenheit und Geborgenheit.

Die Frage, die wir uns in unserem Handeln als Seelsorger immer wieder zu stellen haben, ist:

– Führe ich die mir anvertrauten Menschen durch mein Handeln und durch meine Verkündigung zur eigenen Mündigkeit oder zu einer ungesunden Abhängigkeit.
– Unterstütze ich sie zu einem Kontakt mit sich selbst oder zur Selbstentfremdung.
– Benütze ich die Zusagen Gottes als Stützen des Vertrauens, oder erzeuge ich Angst und Schuldgefühle?

„Du wirst sein Volk mit der Erfahrung des Heils beschenken!"

Was heißt dies konkret?

Seelsorge in der Sterbebegleitung ist Lebensbegleitung. Denn jeder Sterbende ist ein Lebender und wir alle, ohne Ausnahme sind Sterbende.

Das „Füreinander Da-Sein" soll eine Atmosphäre gewährleisten, die geprägt ist von Einfühlung, bedingungsloser Annahme und Echtheit.

In der Praxis bedeutet das für mich, daß ich, soweit es mir möglich ist, verfügbar bin.

Meine Dienstzeit ist deshalb familien- und bedürfnisorientiert und meine Tätigkeit auf die Begleitung von circa fünf bis sieben Familien eingeschränkt.

Seelsorgliche *Sterbebegleitung beim Kind und Jugendlichen* setzt bei mir in der Regel so früh als möglich ein. Meist übernehme ich diese Kinder und Jugendlichen nach Information von den diensthabenden Ärzten, dem Pflegepersonal oder Psychologen. Meist handelt es sich um Patienten mit einer eher schlechten medizinischen Prognose.

Mir ist es wichtig, daß sich eine persönliche, von Vertrauen geprägte Beziehung aufbaut.

Das bedeutet, daß ich so oft als möglich für das Kind oder den Jugendlichen und für deren Angehörigen Zeit habe.

Langsam versuche ich herauszufinden, welche Bedürfnisse für das Kind bzw. den Jugendlichen notwendig sind. Nachdem richtet sich auch mein Dasein.

Falls der jugendliche Patient es wünscht, begleite ich ihn zu Untersuchungen, Operationen, Bestrahlungen bzw. ich besuche ihn auch zu Hause. Wichtig ist, daß ich seine Wünsche, Bedürfnisse wirklich ernst nehme.

Die *Begleitung von Angehörigen* umfaßt im wesentlichen dieselben Motive wie bei deren Kindern. Wichtig sind mir ihre Wünsche, ihre Bedürfnisse, ihre Sichtweisen und Ressourcen. Dies gilt ganz besonders auch im religiösen Bereich.

Ich möchte als Begleiter, als Seelsorger, als Mensch nicht deren Anschauungen bewerten und beurteilen. Ich erlaube mir höchstens die Frage, wie sie ihre Form von Glauben erleben und erfahren. Nach dem Tod des Kindes biete ich den Angehörigen auch weiter die Begleitung an, die in den meisten Fällen auch angenommen wird. Im spirituellen Bereich biete ich den Eltern circa nach 6 Wochen einen Gedächnisgottesdienst an, den wir miteinander individuell gestalten. Auch bei der Nottaufe bzw. der Krankensalbung und Verabschiedung werden die individuellen Bedürfnisse berücksichtigt. Die menschliche Not und Befindlichkeit hat bei allen spirituellen und liturgischen Handlungen den Vorrang.

Genauso wesentlich ist mir in der krankenhausseelsorglichen Tätigkeit die Befindlichkeit des *Krankenhauspersonals*.

Ich sorge, daß für die Nöte, Gefühle und Bedürfnisse des Personals auch Raum und Zeit bleibt.

Die *humanen und spirituellen Chancen des Krankenhausseelsorgers* liegen in seiner Ausstrahlung, in seiner Glaubwürdigkeit und Echtheit.

Nach meiner Erfahrung ist es überaus wichtig, den Menschen, gleich ob es der Patient, der Angehörige oder der medizinisch Handelnde ist, mit seinen ihm gemäßen Quellen der Kraft in Berührung zu bringen.

„Wer Euthanasie nicht will, muß für eine optimale und ich füge hinzu menschenwürdige Sterbebegleitung sorgen“.

In dieser Hinsicht möchte ich fragen: Ist Eigeninitiative und Kreativität gefragt? Wir planen für terminale und unheilbar kranke Kinder und Jugendliche mit ihren Angehörigen ein Lebenszentrum, das nach den vorher besprochenen Inhalten geführt wird. Wir würden uns freuen, wenn wir auf Ihre Unterstützung hoffen könnten.

„Sterben im Krankenhaus“

Fr. Florentin Langthaler O.H.

Als ich gebeten wurde, als Vertreter eines Ordenskrankenhauses, über das Sterben im Krankenhaus ein Kurzreferat zu halten, glaubte ich, daß man leichter darüber reden kann.

Ich mußte bei der Vorbereitung zum Referat feststellen, daß es sehr schwierig ist, etwas Neues zu erzählen, da ja in den letzten Jahren über dieses Thema sehr viel gesprochen und geschrieben wurde.

Ich bin seit einigen Monaten – als Pensionist – in unserem Alten- und Pflegeheim in Kritzendorf tätig und erlebe hier eine andere Sichtweise des Sterbens als im Krankenhaus.

Denn: Dem alten Menschen ist die Chance gegeben, dem Ende wissend, versöhnt und vertrauensvoll mit dem Blick auf das Ganze bis zum Ende seines Weges das Beste zu versuchen.

Es gehört zu den Eigenschaften des Alters, daß im Bewußtsein des „Noch unterwegs seins“ stärker und eindringlicher als in jungen Jahren die Frage nach dem „Sinn des Lebens“, nach dem „Ziel des Weges“ sich stellt und dies nicht einfach, wie früher, bei Seite geschoben werden kann.

So kommt es nicht nur einmal vor, daß alte Menschen ohne Scheu vom Tod reden, besonders dann, wenn der Mensch auf eine religiöse Grundeinstellung aufbauen kann und getröstet durch das persönliche und gemeinschaftliche Gebet in der Sichtweise lebt, daß er auf dem Weg zu Gott seinem Herrn unterwegs ist.

Wie stirbt man im Krankenhaus?

Ohne Zweifel müssen wir zugeben, daß man das Krankenhaus aufsucht oder dort eingeliefert wird, um gesund zu werden, Linderung seiner Leiden zu erfahren oder zumindest mit gebessertem Gesundheitszustand das Krankenhaus wieder verlassen kann.

Wir wissen aber auch, daß mehr als die Hälfte der Bevölkerung, die in Österreich sterben, dies in einem Krankenhaus tun. Obwohl laut Statistik – auf die Frage an die Bevölkerung „ob sie lieber zu Hause oder in einem

Krankenhaus sterben wollen“ 90% der Befragten antworten: „Wenn schon, dann zu Hause“.

Und dieses „wenn schon“ läßt durchblicken, wie wenig wir uns im allgemeinen mit dem Tod beschäftigen.

Die Tatsache, daß – wir sterben müssen, weil wir leben – ist uns vielfach abhanden gekommen.

Auch läßt der Ausspruch - dann zu Hause - erahnen, daß die Menschen nicht mit uns im Krankenhaus sterben wollen. Daher stehen wir auf einem sehr schwierigen Posten.

Die zunehmende Verbannung des Todes ins Krankenhaus führt dazu, daß immer weniger Menschen das Sterben ihrer Angehörigen miterleben. Viele kennen den Tod nur aus dem Fernsehen und so auf eine weniger beunruhigende Weise.

So gesehen, stehen viele unvorbereitet an der Schwelle zum Reich des Todes – Angehörige wie Sterbende.

Dies ist dann die Situation der wir – unsere Mitarbeiter „Pflegepersonen und Ärzte“– zu begegnen haben. Durch Seminare und Schulungen sind wir darauf vorbereitet, solchen Begegnungen standzuhalten.

Denn Stolpersteine gibt es viele auf diesem endgültigen Weg in die ewige Heimat.

Wie zum Beispiel: die Visite – Mitpatienten – Angehörige

Da gibt es die Visite, den Ausspruch kennt man: je näher der Patient dem Tod steht, desto kürzer wird die Visite. Natürlich vorausgesetzt der Patient ist medizinisch und pflegerisch gut versorgt, und daher müssen wir ehrlich betrachtet zugeben:

– braucht der sterbende Mensch die Visite, abklopfen, aufsetzen, umdrehen;

– braucht er neue Medizin, noch ein Diagnoseverfahren (CT - Endoskopie)

– oder braucht er eher die Zeit, um durch seine Phasen des Sterbens zu gehen;

– oder braucht er eher eine Geste, die ihm kundtut, es ist jemand da;

– braucht er das leise Angebot des Seelsorgers oder der Schwester;
soll ich mit Ihnen beten;

– und die Akzeptanz seiner Entscheidung.

Dieses Gott ins Spiel bringen kann heißen, daß neue Fragen auftauchen, daß Verdrängtes und aus Angst Verstecktes in Worte gefaßt werden kann und das bedarf wieder einer Antwort.

Sehr viele zwischenmenschliche Schwingungen unserer Mitarbeiter sind notwendig, den richtigen Zeitpunkt dafür zu erkennen.

Weiters sind die Mitpatienten zu erwähnen.

Jeder Mensch, der bewußt in ein religiöses Krankenhaus geht, erwartet sich auch von der religiösen Seite bestimmte Leistungen, vergißt dies aber oft, wenn es sich um den Bettnachbar handelt, der im Sterben liegt und wünscht, ihn aus dem Zimmer zu schieben. Dann wird es notwendig, manchmal die heikle Frage zu riskieren: „wie wäre es ihnen recht, wenn ...wie würden sie gerne sterben!“

Sterbezimmer – wenn sie überhaupt vorgesehen sind (wir haben in unseren Neu- und Zubauten darauf geachtet) – bringen den Sterbenden dann etwas, wenn er dort von jemanden begleitet wird.

Den Sterbenden aus dem Zimmer zu nehmen in der Nacht – selbst wenn es der Gang wäre – sollte einer positiven Überlegung zugeschrieben werden. Schwestern und Ärzte haben sich den Sterbenden näher genommen, sie können mehr Zeit mit ihm verbringen, als es in einem entfernteren Krankenzimmer möglich wäre.

Die Angehörigen sollen Bescheid wissen, nicht weil sie unser Tun dann besser verstehen, nein, weil sie nach fachkundiger ärztlicher Information etwas weniger Angst davor haben und besser agieren können. Bei uns können sie gerne mitbegleiten. Sollte es ihnen möglich sein dies über einen längeren Zeitraum tun zu können oder auch in der Nacht, sind wir sehr bemüht für entsprechende Unterbringung zu sorgen.

Sie sollen auch mitentscheiden, wie die religiöse Begleitung sein soll, der Seelsorger ist ihnen da weitgehend behilflich.

Sollte es den Angehörigen aus irgendwelchen Gründen nicht möglich sein, das erwähnte Angebot anzunehmen, so gibt es noch die Möglichkeit des Verabschiedens von ihrem Toten in einem eigenen Raum mit Kreuz und brennender Kerze. Damit das Versäumte, das auch getan werden muß, auch getan werden kann.

Sterben im Krankenhaus ist nicht leichter und nicht schwieriger als an einem anderen Ort. Der Tod macht uns immer und überall etwas sprachlos, auch dann, wenn es sich nicht um die eigenen Angehörigen handelt, sondern um Patienten, die in unserer Obhut sind. Denn wir sind mit diesen Menschen eine Beziehung eingegangen:

– wir hoffen mit ihnen
– wir leiden mit ihnen
– wir achten sie in ihrer Würde und ihrem Menschsein.

So wird verständlich, daß in der geschilderten Vorgangsweise, im Beachten der entscheidenden und orientierungsgebenden Zeichen sowie im Einfließenlassen unseres Wissens – gerade weil es diese Beziehung gibt – manchmal ein bißchen Hilflosigkeit in unserem menschlichen Agieren durchscheint.

Erwartungen und Ängste älterer Menschen

Hilde Rosenmayr

Mir wurde ein Thema gestellt, das etwas von den Themen und Statements des heutigen Vormittags abweicht. Ich möchte etwas über die aktuellen Situationen der Begleitung von Sterbenden, entweder zu Hause oder im Spital oder in einer Hospizstation hinausgehen, und eher einen Hintergrund für ihre Bedeutung skizzieren.

Heutzutage stirbt bei uns die überwiegende Zahl von Menschen in fortgeschrittenem, ja hohem Alter, was meine Themenstellung in etwa rechtfertigt. Aber wir müssen uns fragen: wie ernst wird die Verbindung zwischen höherem Alter und Sterben genommen?

Gerade für die Älteren ist die Beantwortung der Frage: „Gibt es ein Leben *vor* dem Tod?" sehr wichtig geworden. Der Spruch: „Not just add years to life, but life to years! – wir müssen dem Leben nicht nur mehr Jahre hinzufügen, sondern den Jahren auch mehr Leben geben!" steht unwidersprochen fest als eines der Leitmotive für dieses Jahr 1999, das von den Vereinten Nationen den Älteren Menschen gewidmet wurde.

Es ist Allgemeingut unseres Denkens geworden, daß die Lebensperiode des „Älter- oder Altseins" oder der „nachberuflichen Lebensphase" für die meisten Menschen einerseits eine ähnlich lange Zeitspanne ausmacht wie die Periode der Kindheit, der Jugend und der Berufsausbildung, und daß andererseits die Phase der Berufsausübung oder der Erwerbstätigkeit mit hoher Wahrscheinlichkeit nicht sehr viel mehr Jahre währt. Angesichts der Erscheinung der hohen Arbeitslosigkeit für ältere Arbeitnehmer oder des Trends zur Frühpension gewinnt dies noch einmal eine andere Gewichtung.

Die intensive Beschäftigung mit alten Menschen, etwa ab der Mitte unseres Jahrhunderts, hat eingesetzt, weil bei ihnen damals ein hohes Ausmaß an Hilfs- und Pflegebedürftigkeit, an Benachteiligung in vielen Belangen – so etwa in ihrem Gesundheitszustand, in ihrer Wohnsituation, in ihrem Bildungsgrad, in der Ausstattung mit Gütern des täglichen Gebrauchs usw. – festgestellt wurde.

Diesem Mangelzustand wurde relativ erfolgreich begegnet – Leistungen der Medizin, Maßnahmen der Sozialpolitik, die Entwicklung der Sozialarbeit und viele private Initiativen wurden im letzten halben Jahrhundert angebahnt und weiterentwickelt; sie bestehen nicht nur weiterhin, sondern verästeln sich immer mehr über alle sozialen Grenzen hinweg. Dieses alles hat nicht nur ein längeres Leben möglich gemacht, sondern auch Wege eröffnet, wie diese lange Altersperiode zum Nutzen der Einzelpersonen, ihrer Umgebung und auch der Gesellschaft fruchtbar gemacht werden kann. Das Ziel des Jahres der Älteren Menschen ist ja erfreulicherweise nicht nur, den älteren Menschen in den Mittelpunkt zu stellen, sondern eine neue Dimension des Zusammenlebens zu eröffnen, in der ältere Menschen den ihnen gemäßen Anteil haben. Es kann nicht oft genug an das Motto dieses Jahres erinnert werden: „Towards a society for all ages! - Unterwegs zu einer Gesellschaft für alle Lebensalter!"

Älteren Menschen wird heute eine Fülle von Aktivitäten nahegelegt, wie Bildungmöglichkeiten wahrzunehmen, ihr unausgeschöpftes Kreativpotential zu verwirklichen, das zu tun, wozu sie unter dem Druck beruflicher und familiärer Verpflichtungen früher nicht gekommen sind; aber auch gesundheitliche und rechtliche Vorsorge zu betreiben; darüber hinaus: ehrenamtliche Aufgaben für das Gemeinwohl oder für spezielle Aufgaben zu übernehmen; seit kurzem auch im Internet zu surfen, um an der Informationsfülle teilhaben und schneller und weitreichender kommunizieren zu können. Zu allen diesen Möglichkeiten wäre viel zu sagen und auch viel darüber zu berichten – vor allem ist vor vorschnellen Bewertungen und Beurteilungen zu warnen.

Der Frage des Miteinander-Lebens von verschiedenen Generationen kommt besondere Bedeutung zu. Das Austauschgeschehen zwischen älteren und jüngeren Menschen war immer sehr vielfältig – wenn auch immer störungsanfällig. Vielleicht wegen letzterer Eigenschaft wurde im Bereich der Kommunikation, des Miteinander-Redens, des Miteinander-Umgehens vieles ausgegrenzt und dort empfinden wir heute große Mängel.

An sich scheint der folgende ein logischer Schluß zu sein: Wollen ältere Menschen nicht als Last empfunden werden, deren Kosten für Pensionszahlungen, gesundheitliche und soziale Dienste von den Jüngeren zu tragen sind, so müssen sie ihr Leistungspotential so gut wie möglich ausnützen. Und sie tun es auch, wie an Hand von vielen Studien und Beobachtungen zu belegen ist. Außerdem gibt es Transferleistungen an Geld und Gütern, an Hilfe und Pflege von den Älteren zu den Jüngeren und gegebenenfalls auch umgekehrt. Nur ist diese vielzitierte Solidarität zwischen den Generationen alles andere als eine leicht aufzulösende Rechnung, an deren Ende beide Seiten ausgeglichen dastehen könnten. Neben den Störanfälligkeiten, denen alle zwischenmenschlichen Beziehungen unterworfen sind, gibt es doch Besonderheiten, die im Austauschgeschehen zwischen den Generationen in bezug auf Menschen in ihrem letzten Lebensabschnitt zu bedenken sind.

Wegen der gebotenen Kürze will ich hier nicht von den Erwartungen älterer Menschen an andere Personen oder an die Gesellschaft sprechen. Eher will ich von den Erwartungen sprechen, die von anderen an ältere Menschen herangetragen werden und die sie, entweder autonom oder bestimmt und verstärkt durch den Erwartungsdruck von außen an sich selber stellen.

Diese Erwartungen sind heutzutage groß – und ich möchte ausdrücklich festhalten, daß wir uns darüber freuen sollten. Älteren Menschen werden heutzutage Aufgaben gestellt: zu der Wahrnehmung und der vollen Ausnützung auch nur einiger der vielen Angebote und Anregungen kommen Verarbeitungsweisen mit ins Spiel, die den späteren Jahren eigentümlich sind: Lernen im Alter ist ja nicht nur Aufnahme und Anwendung von Neuem; es kommen auch immer Elemente der Reflexion und Selbstreflexion, Anteile von „Erinnerungsarbeit“ hinzu. Da kann es sich dann ergeben, sich der Notwendigkeit stellen zu müssen, bisherige Lebensstile zu ändern – ein leichtes Beispiel wäre etwa eine Diätumstellung. Schwieriger wird es, wenn es darum geht, bisherige Denk- und Verhaltensmuster zu überprüfen, sie eventuell zu revidieren oder sie auch beizubehalten – z.B. bei der Beurteilung von Nachbarn und Verwandten, der Einschätzung der Jugend und ihrer Gepflogenheiten, der vielen Neuerungen und Entwicklungen unserer Welt.

Kommunikation, Schaffung eines Gesprächsklimas – sogar einer gesunden und tragfähigen Konfliktaustragung – kann nicht gelingen ohne Überprüfung von eingefahrenen Denk- und Verhaltensmustern. Hier wird gerade von älteren Menschen eine Vorreiterrolle erwartet. Die zahlreich eingerichteten „Erzählcafés“ oder „Zeitzeugengespräche“ weisen in diese Richtung.

Der sich aufdrängende Rückblick auf das eigene Leben im Lichte einer verschärften Kritikfähigkeit – und, was dazu betont werden muß, von Offenheit und Ehrlichkeit – kann sehr schmerzlich sein. Noch schwieriger ist möglicherweise die Kommunikation darüber mit den eigenen Kindern und jüngeren Menschen. Schuldgefühle, Schuldzuweisungen, Verbitterungen können hochkommen – allerdings nicht nur diese. Bei einem Lebensrückblick wird wahrscheinlich auch viel Schönes und Erfreuliches auftauchen und dieses ist jedenfalls zu pflegen und weiterzugeben. Anzumerken wäre hier die heilsame Therapie- und Begleitungsmethode des „Reminiscence work", insbesondere für demenzerkrankte ältere Menschen, die an sicherheitsgebenden Elementen im vergangenen Leben der Begleiteten anzuknüpfen versucht.

„Glücklich diejenigen, denen die Stunde der Wahrheit vor der Stunde ihres Todes schlägt" hat Marcel Proust sehr prägnant formuliert. Dieser Stunde nahezukommen ist wahrscheinlich die große Hoffnung vor unserem Sterben.

Was aber, wenn die Kräfte hiefür nicht genügen und spürbar abnehmen? Ich rede noch gar nicht von Schmerzen und starken Beeinträchtigungen oder Verwirrtheiten, ich will nur die Erscheinungen der Ermüdung und Verzagtheiten angesichts der hohen Erwartungen ansprechen. Dort liegen wahrscheinlich die tiefsten Ängste: den Ansprüchen der Auffindung der eigenen Wahrheit und der Wege hiezu nicht gerecht werden zu können, sein Leben nicht irgendwie abgeschlossen zu haben. Und ich glaube aus eigener Beobachtung von Sterbenden sagen zu können, daß diese Suche auch in den letzten Stunden vor dem Tod, auch schon im Zustand anscheinender Bewußtlosigkeit weitergeht. Angst vor Schmerzen, Angst davor, alleingelassen zu werden, Angst, ungebührlich zur Last zu fallen, Angst, seinen Nachlaß nicht oder nicht gut geordnet zu haben, vertiefen diese Urangst – und diese Urangst kann wohl nur durch die Begegnung mit einem liebenden Gott gelöst werden.

Mit größter Bewunderung müssen wir die Bemühungen der Hospizteams oder der pflegenden Angehörigen anerkennen, die Menschen zu dieser Begegnung hin begleiten – ohne dieses letzte Geheimnis eines Menschen selber lösen zu wollen, vielmehr es mit Respekt und Zuwendung zu bewahren.

Erlauben Sie jedoch, zum Schluß an Ausführungen zu erinnern, die Jan Helander, ein schwedischer Gerontologe, im Zuge der Vorbereitung des Wiener Weltkongresses für Altersfragen 1981 geschrieben hat. Ich zitiere: „Hilfe, Pflege, Begleitung sollte ein lebenslanger Zustand zwischen Menschen sein und nicht erst dann beginnen, wenn einer alt und beeinträchtigt ist." Helander ging es sehr um die Einheit des gesamten Lebenslaufs, der auch das Sterben mit einschließt. Für ihn ist Alter nicht ein Sonderfall des Lebens, wohl aber eine Periode, die je nach den Anliegen und Situationen besondere Maßnahmen braucht. Er hat auch den Ausdruck „Orthothanasie", das richtige, das gemäße Sterben, gebraucht.

Wir haben im Lauf dieser Tagung gehört, welchen Aufwand, welches Maß an Professionalität und gutem Willen, welche Netzwerke von Beziehungen, Beratungen, wechselseitigen Stützungen – und auch der Anerkennung und Entlastung der Pflegenden – ein gutes Gelingen von Sterbebegleitung voraussetzt. Aber auch Gesunde und jüngere Menschen brauchen Begleitung – gerade so wie die Lebenden die respektvolle Erinnerung an die Toten und das Bewußtsein des von ihnen Begleitet-Seins brauchen.

Die Frage muß gestattet sein: Nehmen wir das lebenslange Einander-Begleiten ernst genug, in den Familien, in den Schulen, in den Betrieben, an allen Orten, wo wir zusammenkommen? Besteht nicht eine Tendenz, Menschen schon lange vor ihrem Sterben bloß entsprechend den Funktionen, die uns interessieren, zu behandeln, statt als einzigartige Personen? Mir scheint, daß Familien, Erziehungseinrichtungen, Stellen, die mit Beziehungsgeflechten zu tun haben, viel vom Ernst der Zuwendung und der Arbeit von Sterbebegleitern lernen könnten.

Autorenverzeichnis

Dr. Martin BARTENSTEIN, Bundesminister für Umwelt, Jugend und Familie, Wien

Prim.Prof.Dr. Johannes BONELLI, Ärztlicher Direktor und Vorstand der Internen Abteilung des Krankenhauses St. Elisabeth (Wien); Direktor des IMABE-Instituts für Medizinische Anthropologie und Bioethik (Wien)

Dr. Barbara FAZENY, Onkologische Abteilung der Universitätsklinik für Innere Medizin I, Wien

Prof.Dr.Dr.h.c. Hanna-Barbara GERL FALKOVITZ, Lehrstuhl für Religionsphilosophie, Philosophische Fakultät, Technische Universität, Dresden

Prof.Dr. Heinz HUBER, Vorstand der Universitätsklinik für Innere Medizin I, Leiter der Onkologischen Abteilung, Wien

Peter KAI, Diakon und Krankenhausseelsorger, Wien

Kardinal DDr. Franz KÖNIG, Alterzbischof von Wien

Frater Florentin LANGTHALER, Prior der Barmherzigen Brüder, Kritzendorf, NÖ

Prof.Dr. Kurt LENZ, Vorstand der Internen Abteilung des Krankenhauses der Barmherzigen Brüder, Linz

Prof.Dr. Anselm W. MÜLLER, Forschungsstelle für aktuelle Fragen der Ethik, Philosophische Fakultät, Universität Trier

Prof.Dr. Johannes POIGENFÜRST, ehem. Vorstand des Unfallkrankenhauses Lorenz Böhler, Wien

Prof.Dr. Günther PÖLTNER, Philosophische Fakultät der Universität Wien

Prof.Dr. Enrique H. PRAT, Geschäftsführer des IMABE-Instituts für Medizinische Anthropologie und Bioethik, Wien

Dr. Renate RIEDLER-SINGER, Systematische Familientherapie, Wien

Dr. Hilde ROSENMAYR, Vorsitzende des Komitees der Nicht-Regierungsorganisationen für Fragen des Alterns bei den Vereinten Nationen in Wien

Dr. Philippe SCHEPENS, Oberarzt (Damian Allgemeines Krankenhaus, Ostende - Belgien); Generalsekretär der Weltföderation der Ärzte, die menschliches Leben respektieren; Mitglied des Präsidiums der Päpstlichen Akademie für das Leben (Rom)

Martin SORGE, Pflegedienst-Leiter des Caritas-Hospiz, Wien

Mag. Hildegard TEUSCHL CS, Vorsitzende des Dachverbandes „Hospiz Österreich"

Prof.Dr. Günter VIRT, Vorstand des Instituts für Ethik in der Medizin, Wien

Prof.Dr. Werner WALDHÄUSL, Vorstand der Universitätsklinik für Innere Medizin III, Wien

Prof.Dr. Hans-Bernhard WUERMELING, em. Direktor des Instituts für Rechtsmedizin der Friedrich-Alexander-Universität Erlangen

Springer-Verlag und Umwelt

Als internationaler wissenschaftlicher Verlag sind wir uns unserer besonderen Verpflichtung der Umwelt gegenüber bewußt und beziehen umweltorientierte Grundsätze in Unternehmensentscheidungen mit ein.

Von unseren Geschäftspartnern (Druckereien, Papierfabriken, Verpackungsherstellern usw.) verlangen wir, daß sie sowohl beim Herstellungsprozeß selbst als auch beim Einsatz der zur Verwendung kommenden Materialien ökologische Gesichtspunkte berücksichtigen.

Das für dieses Buch verwendete Papier ist aus chlorfrei hergestelltem Zellstoff gefertigt und im pH-Wert neutral.

GPSR Compliance

The European Union's (EU) General Product Safety Regulation (GPSR) is a set of rules that requires consumer products to be safe and our obligations to ensure this.

If you have any concerns about our products, you can contact us on ProductSafety@springernature.com

In case Publisher is established outside the EU, the EU authorized representative is:

Springer Nature Customer Service Center GmbH
Europaplatz 3
69115 Heidelberg, Germany

Batch number: 10815962

Printed by Printforce, the Netherlands